2019 年度重庆市专业学位研究生教学案例库建设项目

临床急诊案例

讨论与分析

主编 费 军 刘国栋

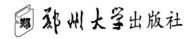
郑州大学出版社

图书在版编目(CIP)数据

临床急诊案例讨论与分析 / 费军, 刘国栋主编. -- 郑州：郑州大学出
版社, 2024.7
ISBN 978-7-5773-0213-3

Ⅰ. ①临… Ⅱ. ①费…②刘… Ⅲ. ①急诊 - 病案 - 分析
Ⅳ.①R459.7

中国国家版本馆 CIP 数据核字(2024)第 047723 号

临床急诊案例讨论与分析
LINCHUANG JIZHEN ANLI TAOLUN YU FENXI

策划编辑	李龙传	封面设计	苏永生
责任编辑	薛 晗	版式设计	苏永生
责任校对	董 珊 胡文斌	责任监制	李瑞卿

出版发行	郑州大学出版社	地　址	郑州市大学路 40 号(450052)
出版人	孙保营	网　址	http://www.zzup.cn
经　销	全国新华书店	发行电话	0371-66966070
印　刷	河南瑞之光印刷股份有限公司		
开　本	710 mm×1 010 mm　1 / 16		
印　张	15.25	字　数	280 千字
版　次	2024 年 7 月第 1 版	印　次	2024 年 7 月第 1 次印刷

书　号	ISBN 978-7-5773-0213-3	定　价	69.00 元

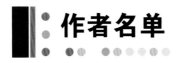# 作者名单

主　　编　费　军　刘国栋

副 主 编　蹇华胜　宋巧玲

编　　委　（按姓氏笔画排序）

马剑飞　王　震　龙　锐　朱　芮　刘春光

杨　静　何炳灵　何家庆　汪兴伟　陈　智

陈锐蓝　欧　艳　唐坤裕　敬慧丹　解朝焱

建设单位　中国人民解放军陆军特色医学中心（大坪医院）

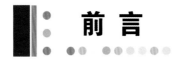

前　言

　　急诊医学(又称急救医学)是一门为患者提供紧急医疗支持的专业,内容包括现场急救、分诊、转送及院内诊断和治疗。急诊患者症状危、急、重,很多患者合并心肺功能不全、水和电解质紊乱、酸碱失衡、多脏器及多系统基础疾病等问题,病情复杂且危重,其诊治常涉及内科、外科、妇产科、儿科等多学科。急诊诊断和处置的时效性和准确性会直接影响救治效果。与专科诊疗患者不同,急诊医师接诊患者后,需要在短时间内进行诊断和处置,误诊和漏诊难以避免,导致急诊医学科成为医疗机构中医疗缺陷高发的科室之一。美国急诊医师协会资料显示,如果急诊医学科没有发生医疗差错或缺陷,全院的医疗差错和缺陷将下降 1/3～2/5。因此,急诊医师必须具备扎实的基本功、丰富的专业知识和熟练的急救技术,根据患者病情变化,做到快速诊断和处置,动态修订救治方案,必要时采取多学科联合救治,最大限度挽救患者生命。

　　临床常见急症如多器官功能不全、多发伤、急腹症等常涉及多个专科问题,需要急诊医师有敏锐的急诊临床思维、熟练的临床技能和扎实的专业知识,并加以综合运用。在提高急诊医师的急救能力培养方面,目前已出版多部有关急救理论和技能训练方面的教材,但对于如何培养急诊医师临床思维和急症综合救治能力的教材尚属空白。为此,基于本科室多年积累的临床案例,借鉴同行经验、取长补短,编写成书。书中再现患者的诊疗过程,通过解剖式教学,目的是培养急诊科医学生及住院医师系统的临床思维能力和诊治能力,为患者提供规范化诊疗,提高诊疗效果。

我们对中国人民解放军陆军特色医学中心(大坪医院)急诊医学科收治的部分案例进行总结,有的患者症状体征不典型,有的患者诊断思路独特,有的患者处理过程复杂,既有救治成功的案例,也有失败的案例。我们分享成功经验,守正创新;我们总结失败教训,引以为戒。在编写过程中,笔者结合病例特点进行分析,有的重点突出诊断思路和治疗策略,有的重点阐述病理生理和发病机制,有的结合临床指南,总结急诊临床实践中常见急危重症的规范诊疗过程。同时,题目设计以描述主要症状为主,避免过早"泄露"诊断,适当增加了阅读趣味性。每个案例后附有教学方案指导,用于指导临床教学工作。

本书主要用于规培学员、进修人员的临床教学,以提高其急诊临床思维能力。由于笔者水平有限,书中难免存在错误和不当之处,恳请同行们批评指正。

费 军

2024 年 2 月

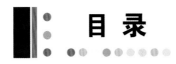

目 录

案例 1

一例气促、喘累并意识丧失患者的救治

摘要:患者男,78 岁,因"反复气促、喘累 2 d,加重 2 h"入院。既往高血压 6 年。就诊时脉率快,血压正常,全身大汗。心电图提示 Ⅲ 导联 Q 波及 ST 段抬高,心肌酶谱增高。在就诊过程中突发意识丧失、呼吸停止、颈动脉搏动消失,立即采取胸外心脏按压、人工呼吸、除颤、肾上腺素强心等抢救措施 20 min 后自主心跳恢复。先后转入心内科及重症医学科住院,病情好转出院。

关键词:急性心肌梗死;心搏骤停;心肺复苏

急性心肌梗死(AMI)是心肌的缺血性坏死,是目前危害人类健康的重要疾病之一,是内科常见的急危重症,发病急,病死率高[1]。据世界卫生组织资料统计,AMI 患者 40% ~60% 在起病后 1 h 内死亡,其主要原因是发病后救治不当,使病情恶化。本案例对一例 AMI 致心搏骤停(CA)患者的抢救过程结合指南进行分析。AMI 并发 CA 患者发现的早晚、抢救是否及时及抢救方法是否正确,不仅直接关系患者生命的安危,而且与患者的预后密切相关。急诊医师要针对 AMI 并 CA 患者的急救展开深入分析,梳理和规范诊治流程,及时发现 CA 可逆病因,并争分夺秒进行抢救,以期取得较好的预后。

一、病案介绍

1. 入院病史:患者男,78 岁,因"反复气促、喘累 2 d,加重 2 h"于 2022 年 4 月 5 日 06:07 就诊于急诊科。既往高血压 6 年,最高达 180/90 mmHg,长期服药治疗,具体药物及血压控制情况不详。曾行右下肢动脉支架植入术(具体不详);有青光眼病史,右眼已失明。体检:T 36.5 ℃,P 107 次/min,R 20 次/min,BP 127/67 mmHg。患者意识清、精神欠佳、端坐位,全身大汗、双肺呼吸音粗,未闻及干、湿啰音。心律齐,未闻及杂音及额外心音,余无异常。

2. 诊治过程:06:17 按照急诊分级评估为三级,在急诊内科诊室就诊。06:27 初步诊断为气促待查。07:03 实验室检查肌钙蛋白 I(cTnI)3.37 ng/mL(正常值≤0.020 ng/mL),N 末端前体脑钠肽(NT-proBNP)>30 000 pg/mL(正常值≤1 800 pg/mL)。07:04 血气分析:pH 7.33、PaO_2 62 mmol/L、$PaCO_2$ 21 mmol/L、SaO_2 89%、K^+ 5.1 mmol/L、Lac 1.6 mmol/L、HCO_3^- 11.1 mmol/L、THbc 91 g/L。08:12 首份心电图提示:窦性心动过速,下壁心肌梗死,显著 ST 段异常(图 1-1)。08:45 转抢救室,监护、吸氧、建立静脉通路,并请心内科急会诊。09:05 患者突发呼之不应、呼吸停止、颈动脉搏动消失、双眼瞳孔散大、对光反射消失,心电监护示心室颤动波。立即胸外心脏按压、除颤、简易呼吸器辅助通气。09:06 双向波 200 J 电除颤,09:07 肾上腺素 1 mg 静脉推注。09:15 经口气管插管成功,气管导管内吸出大量白色泡沫样痰液,连接呼吸机辅助呼吸[模式间歇正压通气(IPPV),潮气量 500 mL,频率 15 次/min,吸氧浓度(FiO_2)100%,呼气末正压(PEEP)4 cmH_2O]。09:35 自主循环恢复(ROSC),格拉斯哥昏迷评分(GCS)= 1+T+1 分(睁眼反应 1 分、语言反应 T 分、运动反应 1 分),冰帽保护脑组织,维持 SpO_2 95% ~ 98%(FiO_2 60%),血压(117 ~ 131)/(55 ~ 61)mmHg(自主血压),心率 106 次/min。血气分析(FiO_2 60%):pH 7.04、PaO_2

65 mmol/L、$PaCO_2$ 59 mmol/L、SaO_2 92%、Lac 9.0 mmol/L、HCO_3^- 16.0 mmol/L。给予5%碳酸氢钠250 mL静脉滴注纠正酸中毒,呼吸机潮气量调至700 mL。复查十二导联心电图:窦性心动过速,急性下壁心肌梗死,ST段异常(图1-2)。建议急诊绿色通道行经皮冠脉介入术(PCI),家属拒绝。10:25血气分析($FiO_2$60%):pH 7.13、$PaO_2$73 mmol/L、$PaCO_2$ 42 mmol/L、SaO_2 95%、Lac 9.0 mmol/L、HCO_3^- 16.0 mmol/L。再次给予5%碳酸氢钠250 mL静脉滴注。10:45血气分析(FiO_2 60%):pH 7.38、PaO_2 104 mmol/L、$PaCO_2$ 28 mmol/L、SaO_2 98%、Lac 7.3 mmol/L、HCO_3^-16.6 mmol/L、THbc 81 g/L。入院诊断:①CA;②心肺复苏后;③急性冠脉综合征,急性下壁ST段抬高心肌梗死,心功能Ⅳ级(NYHA分级);④高血压3级(很高危);⑤中度贫血;⑥消化道出血? 收入心内科监护室住院。

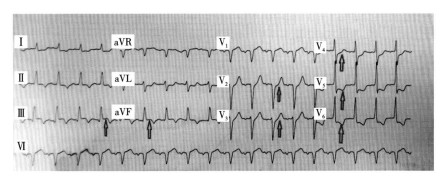

图1-1 窦性心动过速;下壁心肌梗死,时间未定;显著ST段异常

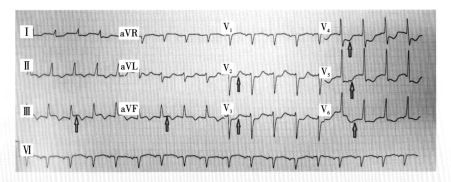

图1-2 窦性心动过速,下壁心肌梗死,ST段异常

入院后持续少尿,肌酐持续增高,心衰进一步加重,予以连续性肾脏替代治疗(CRRT)减轻容量负荷及清除炎症介质,但病情仍然进展,转入重症医学科。继续镇静、镇痛,呼吸机辅助呼吸、纠正电解质紊乱、双联抗血小板、扩冠、强心、抗凝、调脂、护胃、CRRT、升压药物维持血压等治疗,多次建议患者急诊行冠脉造影检查+PCI治疗,患者家属拒绝。多次十二导联心电图示下壁ST段抬高心肌梗死、急性广泛前壁心肌梗死。病情极度危重,伴有急性心力衰竭、肺水肿、肝淤血、肝功能损害、胃肠道淤血,且反复出现频发心律失常(三度房室传导阻滞,二度Ⅰ型房室传导阻滞、阵发性房性心动过速、阵发性心房纤颤)及血流动力学不稳定,CRRT超滤减轻容量负荷,脉搏指示连续心输出量(PICCO)监测指导下容量管理。经治疗后病情逐步稳定,心肌酶谱较前总体呈下降趋势,患者意识逐渐清楚,左侧肢体肌力Ⅰ~Ⅱ级,右侧肢体Ⅲ级,存在遵医嘱动作。为加强气道管理,行气管切开。住院14 d后自动出院。

二、讨论分析

1.早期识别CA:从患者首次医疗接触到完成首份心电图用时105 min,首次心肌损伤标志物报告用时56 min,所用时间均较长,导致诊断AMI时间和入抢救室时间明显延长,最终在入抢救室20 min后CA。AHA指南指出,急诊科对于可疑AMI,应在首次接触后10 min内完成十二导联心电图,并尽快完成心肌损伤标志物、凝血、电解质等检测;同时要考虑到CA发生的可能,立即采取措施预防CA,即进入急诊胸痛绿色通道,尽快开通梗阻的血管,挽救心肌。做好CA抢救准备。患者卧床休息,行心电监护、吸氧、建立静脉通路、口服双联抗血小板药物,尽快完成术前准备,送往导管室。在患者突发呼之不应和监护提示心室颤动波时,医护人员触摸患者颈动脉并观察呼吸情况,判断出CA,及时施救。

2.启动应急反应系统和团队协作:评估为CA后,抢救室医护人员立即呼叫其他医护到场支援,根据现场人员数量及个人操作能力,分配抢救角色,其核心人员是胸外心脏按压、人工通气、除颤3个角色,并有一名队长,由值班二线医生担任,同时还有护士参与建立静脉通路、给药及记录。成功的心肺复苏需要多名医护人员形成团队同时参与,高效的团队应具备熟练的心肺复苏技能、有效的沟通和良好的团队协作能力。

3. 高质量心肺复苏(CPR):患者发生 CA 后,医护人员立即进行了 CPR,每 2 min 交换按压人员并评估患者的病情,同时严格遵循高质量 CPR 的 5 个要点:①持续按压,按压中断时间不得超过 10 s,同时心脏按压占用的时间与整个心肺复苏时间比(CCF)>60%,最好>80%;②快速有力按压,频率 100 ~ 120 次/min,深度至少 5 cm;③每次按压后使胸廓充分回弹;④避免过度通气;⑤每 2 min 或提前轮换按压人员[2]。对 CA 患者,需要立即重建有氧血液循环,且只有通过 CPR 才能实现。持续按压在 CPR 技术中占据最重要地位。复苏时应尽量实施不间断按压,只要复苏没有结束,就应该让患者处在被按压的状态,直到患者恢复自主心搏或因病情无法挽回而放弃抢救。

4. 早期除颤:患者入抢救室在 CA 初期,心电监护提示心室颤动波(图 1-3)。立即行 CPR。同时准备除颤仪,完成后立即除颤,随即继续胸外心脏按压和人工通气。导致 CA 的原因如果是心室颤动(简称室颤),每延误 1 min 除颤,复苏成功率下降 7% ~ 10%[2],故而对于此类患者应尽早除颤治疗。除颤是为了恢复患者的自主心律,恢复患者心脏的泵血功能,为自主循环恢复(ROSC)创造条件。电除颤终止室颤后的最初阶段,尽管心脏已恢复了有节律的心电活动,但心脏仍处于无灌注或低灌注状态,而电击后立即行胸外按压则有助于恢复。

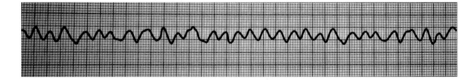

图 1-3　心室颤动波

5. 早期实施高级生命支持(ACLS):在持续 CPR 过程中,于 CA 发生 10 min 内经口气管插管、清除气管内大量白色泡沫样痰,连接呼吸机辅助呼吸,保障患者的氧合。指南指出,高级生命支持是指在基本生命支持之后,CA 的患者以基本生命支持(BLS)为基础,给以药物、心电监测、电击除颤、早期气管内插管呼吸机通气,并且尽快明确心脏或呼吸停止患者的致病原因并进行对症治疗。其目的是建立更为有效的通气和循环,促进心脏恢复自主搏动,提高心、脑灌注压,减轻酸血症,提高心室颤动阈值。2020 AHA 指南指出,CA 为不可除颤心律,要尽早使用肾上腺素、高质量 CPR、寻找并治疗可逆性病因,才有可能抢救成功(图 1-4)。

6. ROSC 后的综合治疗:患者 ROSC 后,维持血压、氧合稳定,纠正酸中毒,准备急诊行 PCI 治疗,开通堵塞的血管,以挽救梗死的心肌。遗憾的是家属放弃了 PCI 治疗,导致 ROSC 后治疗较为困难,经过综合治疗,患者苏醒遗留神经功能障碍出院。ROSC 后的综合治疗,包括监测维持血流动力学和电生理稳定性,以及随后对 CA 原因的寻找和医疗干预(图 1-5)。主要措施有:①维持血氧饱和度 92% ~ 98%,避免氧中毒发生。②收缩压<90 mmHg,可用血管活性药物。③完成十二导联心电图检查,血气分析、生化、凝血等检测。CA 经过抢救出现 ROSC,但如果 CA 可逆病因不解除,会再次发生 CA,故通过查找引起 CA 的可逆病因,并予以及时治疗,比如迅速开通堵塞血管,纠正心律失常、严重酸中毒、低血糖等。④患者 ROSC 后意识没有恢复,可能存在脑部损害,为了最大限度恢复神经功能,可进行"目标温度管理"(TTM)[2]。在恢复正常体温 72 h

后实施神经预测,评估患者的预后。CPR 的终极目标为最终恢复神经功能,不仅仅是让患者恢复自主的呼吸和心跳,而是能让患者仍然拥有良好的神经系统预后,最终回归社会。2020 AHA 指南已将康复纳入第 6 个"生存链"(图 1-4)。[2]

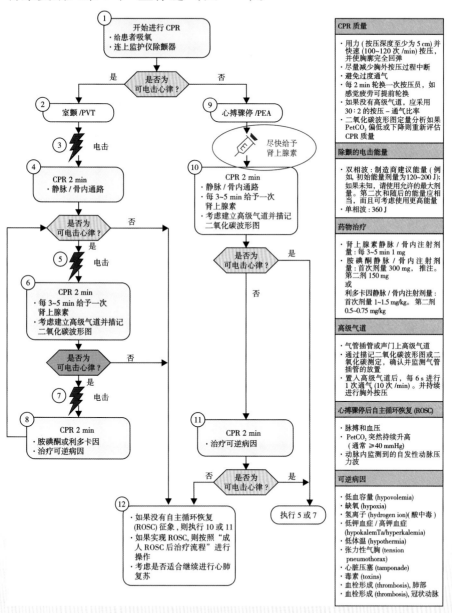

图 1-4　2020 成人心搏骤停救治流程

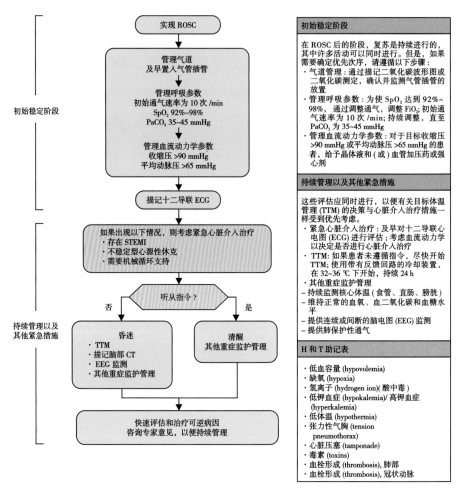

图 1-5　成人 ROSC 后治疗流程

三、案例总结

　　AMI 致 CA 在临床上较为常见,相对于其他疾病而言,CA 的致死率非常高,心肌梗死患者 40% ~ 60% 在起病后 1 h 内出现 CA。对 CA 患者进行抢救必须争分夺秒,进行高质量的 CPR,具有良好的团队协作。除颤是治疗 CA 的有效方法,当心电监护提示有心室颤动时,需除颤且除颤时间应尽早。肾上腺素是挽救 CA 患者首选药物,可使患者心跳与血液流动在短时间内加快,增强心肌收缩力,扩张心脏血管,在不可除颤的 CA 时要尽早使用。当 AMI 心搏骤停患者心跳恢复正常后,病情相对稳定,应及时进行 PCI。作为一名急诊科医生,在接诊胸闷、气促患者时,要高度警惕 AMI,及时完成首份十二导联心电图检查和心肌损伤标志物检测,尽快予以监护、吸氧、建立静脉通路,卧床休息。明确为 ST 段抬高心肌梗死要及时送导管室行 PCI 治疗。如发生 CA,参照 2020 年 AHA 心肺复苏指南流程抢救图进行抢救(图 1-6)。

IHCA

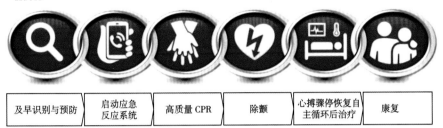

| 及早识别与预防 | 启动应急反应系统 | 高质量 CPR | 除颤 | 心搏骤停恢复自主循环后治疗 | 康复 |

OHCA

| 启动应急反应系统 | 高质量 CPR | 除颤 | 高级心肺复苏 | 心搏骤停恢复自主循环后治疗 | 康复 |

图 1-6 2020 年 AHA 成人 IHCA 和 OHCA 生存链

四、参考文献

[1]陆再英,钟南山.内科学[M].7 版.北京:人民卫生出版社,2008:284-290.

[2]美国心脏协会.高级心血管生命支持实施人员手册[M].杭州:浙江大学出版社,2021:17-158.

案例来源:陆军特色医学中心急诊医学科,陈智,Email:1342780478@qq.com

附:急性心肌梗死并心搏骤停案例教学方案指导

【教学目标与适用对象】

适用人群:急诊医学专业研究生、急诊医学专业住培医师。

掌握:心搏骤停的常见病因、发生机制、抢救要点及流程。

熟悉:急性心肌梗死的临床表现、快速诊断、治疗原则。

【教学内容】

1. 急性心肌梗死的发生机制、临床表现、诊断、治疗原则。

2. 心搏骤停的常见病因、发生机制、抢救要点及流程。

3. 2020 年美国心脏协会心肺复苏指南及更新。

【课堂计划】

教学方法:以问题为导向的互动式教学,预计时间 40 min。

学员提前预习:急性冠脉综合征相关内容[《内科学》教材、《急性冠脉综合征急诊快速诊治指南(2019)》]、2015 及 2020 年美国心脏协会心肺复苏指南。

1. 案例导课,介绍案例基本情况,引出问题一:该患者可能的诊断是什么? 应立即进行什么处置? 引导学生进行讨论(分组讨论 5 ~ 10 min)。

思路:老年男性,急性起病。因"反复气促、喘累 2 d,加重 2 h"入院。临床症状特点如下。①突发大汗淋漓,气促、胸闷、心悸明显加重,且持续不能缓解。②心搏骤停前十二导联心电图提示:Ⅲ 导联 ST 段弓背抬高,肌钙蛋白 I(cTnI)3.37 ng/mL(正常值 ≤ 0.020 ng/mL)显著高于正常上限。诊断为"急性下壁心肌梗死(ST 段抬高型)"。

2. 引出第二个问题:急诊科立即需要进行哪些处置(分组讨论 5 ~ 10 min)?

思路1:尽快予以监护、吸氧、建立静脉通路,卧床休息。明确为ST段抬高心肌梗死要及时送导管室行PCI治疗,并口服"心梗一包药物"。病案结合《急性冠脉综合征急诊快速诊治指南(2019)》流程图讨论(图1-7)。

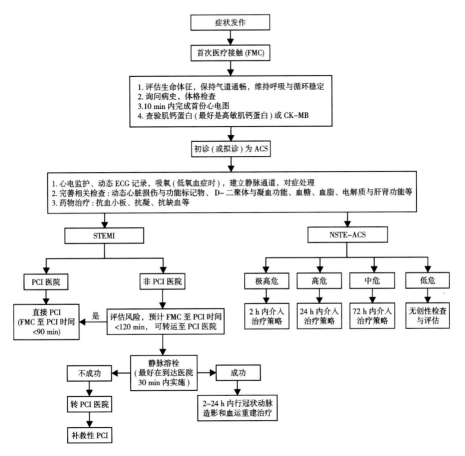

图1-7 急性冠脉综合征急诊快速诊治指南流程(2019年)

思路2:对急性冠脉综合征的临床表现、快速诊断和急诊处置进行总结。

3.引出第三个问题:患者突发意识丧失,什么情况下发生的(分组讨论5~10 min)?

思路1:诊断为心搏骤停。依据如下:①突然呼之不应;②呼吸停止、颈动脉搏动消失;③双侧瞳孔散大,对光反射消失;④心电监护提示心室颤动。

思路2:复习心搏骤停的定义、心搏骤停的10个可逆性病因和发生机制。

4.引出第四个问题:怎样抢救?结合2020年美国心脏协会心肺复苏指南及更新,讨论此患者心肺复苏过程中成功的原因和存在的不足(分组讨论5~10 min)。

思路:按照2020年美国心脏协会心肺复苏指南6个生存链和成人心搏骤停救治流程图展开讨论,如何早期预防心搏骤停,高质量心肺复苏的要点及早期除颤重要性。并对此患者抢救过程中的问题进行梳理。

【临床思考】

1.为什么4~6 min是救命"黄金时刻"?

2.成人基本生命支持(BLS)有哪几项技术?分别是什么?

3.如何预防院内心搏骤停?

案例2

一例发热致意识障碍抽搐患者的诊治

摘要：患者男，49 岁，因"头晕、乏力、发热 3 h，意识障碍 1 h"入院。有高血压病史数十年，长期饮白酒，约 500 g/d。8 月盛夏季节，在厨房工作时发病。入院时昏迷、心率快、血压低、呼吸急促，血气分析、心肌损伤标志物、肝功能、肾功能、凝血等多项检验结果明显异常。经快速补液、快速降温、气管插管呼吸机辅助呼吸、镇静、纠正凝血紊乱、治疗尿崩、营养支持等治疗，住院治疗 16 d 病情好转出院。

关键词：中暑；热射病；多器官功能障碍综合征

热射病是指高温环境下，机体的体温调节功能失调，机体的核心体温>40 ℃，伴中枢神经系统障碍和多器官不同程度损伤的疾病。热射病是最严重的热致病类型，具有很高的病死率。该病可出现高热、无汗或大汗、剧烈头痛、精神异常、抽搐等，严重时休克、昏迷、肾功能不全、急性呼吸窘迫综合征（ARDS）、弥散性血管内凝血（DIC）、多脏器功能障碍综合征（MODS）。MODS 是危重病患者死亡的重要原因之一，其病死率随着衰竭器官的数量增加而升高。我院成功救治 1 例热射病合并 MODS 患者，现总结并结合文献进行分析，以提高对该病的诊治水平，降低病死率。

一、病案介绍

1.入院病史:患者男,49 岁,因"头晕、乏力、发热 3 h,意识障碍 1 h"入院。发病当日天气预报最高气温 40 ℃,湿度 75%。入院前 3 h(8 月 22 日 9:00)在厨房中工作时突然头晕、双下肢乏力站立不稳,伴发热(具体体温不详),当时无畏寒、胸痛、头痛;不伴恶心、呕吐、腹痛、腹泻等不适。立即就诊于附近诊所,就诊过程中出现意识模糊、言语不清、乏力伴口渴,于 10:30 转运至我院急诊科抢救室,其过程中患者意识障碍逐渐加深,伴呼吸急促、双上肢抽搐及大小便失禁。有高血压病史数十年,最高血压为 170/110 mmHg,间断服降压药物(具体不详),血压控制不详。长期饮用白酒,约 500 g/d。体检:T 40.2 ℃,P 168 次/min,BP 75/40 mmHg,R 30 次/min,SpO$_2$ 82%,浅昏迷,双侧瞳孔直径 1 mm,对光反射迟钝,呼吸急促,双肺呼吸音清,无干、湿啰音,心律齐,腹部查体未扪及明显包块,病理征未引出。心肌损伤标志物(cTnI):0.035 μg/L、肌红蛋白(Myo)> 1 000 μg/L、磷酸肌酸激酶同工酶(CK-MB)4.11 μg/L、N 末端前体脑钠肽(NT-proBNP)239 pg/mL;动脉血气分析(吸氧浓度 FiO$_2$ 60%):pH 7.54,PO$_2$ 51 mmol/L,PCO$_2$ 15 mmol/L,Lac 6.9 mmol/L。头颅 CT 检查未见明显异常。诊断:①意识障碍待查,热射病? 急性脑血管意外? ②休克原因待查。立即静脉通道快速补液、经口气管插管呼吸机辅助通气、多巴胺静脉泵入维持血压在 120/60 mmHg;物理降温、头戴冰帽脑保护治疗;快速补液约 2 700 mL 后尿量约 30 mL,仍昏迷,体温降至 38.5 ℃,收入重症医学科。体检:T 38.5 ℃,P 165 次/min,R 20 次/min(呼吸机辅助),BP 120/64 mmHg(药物维持),GCS 评分=1+T+3 分(睁眼反应 1 分,语言反应 T,运动反应 3 分),被动体位,双侧瞳孔等大正圆,直径 3 mm,对光反射灵敏,双肺呼吸音清,无干、湿啰音,心律齐,无病理性杂音;腹部查体未扪及明显包块;四肢肌张力降低,病理征阴性。心肌损伤标志物:肌酸激酶同工酶(CK-MB)36.46 μg/L、Myo>3 000.0 μg/L、cTnI 2.400 μg/L;血生化:天冬氨酸转氨酶(AST)174.6 U/L、丙氨酸转氨酶(ALT)142.9 U/L、总胆红素(TBiL)188.6 μmol/L、钾(K^+)2.19 mmol/L、钠(Na^+)126.2 mmol/L、肌酐(Cr)202.90 μmol/L、肾小球滤过率(GFR)52.63 L/min;血常规:白细胞(WBC)13.67×10^9/L、血小板(PLT)13×10^9/L↓;C反应蛋白(CRP)3.1 mg/L↑;凝血:国际标准化比值(INR)1.22↑、D-二聚体(D-D)2 052.00 μg/L↑、凝血酶原时间(PT)113.9 s↑;动脉血气分析(FiO_2 60%):pH 7.44,PaO_2 101 mmol/L,$PaCO_2$ 22 mmol/L,Lac 5.1 mmol/L。诊断为:重症中暑,劳力型热射病。多脏器功能障碍综合征,急性中枢神经系统损害,急性心肌损伤,急性肾功能损伤,急性呼吸衰竭,高乳酸血症,低钾血症,低钠血症,高血压3级(很高危)。

2. 诊治经过:住院当日快速补液,置入深静脉导管,2 h内补液2 000 mL后尿量逐渐增加至150 mL/h,血乳酸下降25%,继续补液至4 500 mL,血乳酸由6.9 mmol/L下降至2.8 mmol/L,心率由168次/min下降至110次/min后减慢补液速度,升压药维持血压稳定,继续补液维持有效循环。冰毯降温、冰帽护脑,动态监测肛温变化,入科后1.5 h体温降至36.8 ℃。入院当日夜间尿量增多至500 mL/h左右,测尿比重较低,考虑急性中枢性脑损害导致尿崩症,予以垂体后叶激素2~5 IU/h静脉泵入控制尿量在100~200 mL/h,并联合醋酸去氨加压素片胃管注入治疗尿崩症。咪达唑仑+地佐辛镇静镇痛,防止脑细胞损伤后继发性癫痫发作。持续呼吸机辅助通气[SIMV+PSV模式,吸氧浓度40%,吸气压力13 mmHg,呼气末正压(PEEP)5 mmHg]。其他治疗如促醒、营养心肌、血必净清除炎性介质、营养神经、保肝、预防应激性消化性溃疡、头孢美唑预防感染。入院第1天,GCS评分=1+T+3分(睁眼反应1分,语言反应T,运动反应3分),APACHE Ⅱ评分:22分,出现双上肢握拳状屈曲,肌张力稍高。心肌损伤,肾功能损害较前有所改善,但 PLT $12×$ 10^9/L,血浆纤维蛋白原(FIB)1. 27 g/L、D-D 6 463. 00 μg/L,PLT 和 FIB 进行性降低,D-D 进行性升高,提示凝血功能紊乱、弥漫性血管内凝血(DIC)可能。输注冷沉淀、血小板纠正凝血功能紊乱,同时予以肝素钠[2 U/(kg·h)起始]抗凝,防止 DIC 发生,动态监测凝血,维持 APTT 在 60~80 s,动态观察有无气道、消化道、皮肤等出血表现。入院第 2 天,患者体温降至正常范围,GCS 评分= 2+T+3 分(睁眼反应 2 分,语言反应 T,运动反应 3 分),安置胃管开始肠内营养,肠内注入莫沙必利分散片促进胃肠动力,促进肠道功能恢复,开始肠内+肠外营养。入院第 6 天,GCS 评分= 3+T+3 分(睁眼反应 3 分,语言反应 T,运动反应 3 分),行气管切开,继续呼吸机辅助通气。入院第 8 天,体温升至38. 5 ℃,痰量增加,呈黄色黏液痰,胸片提示右肺感染,痰培养示肺炎链球菌、金黄色葡萄球菌、流感嗜血杆菌生长,改头孢噻利加万古霉素抗感染,间断吸痰及纤支镜下辅助痰液引流。入院第 10 天,GCS 评分 4+3+5 分(睁眼反应 4 分,语言反应 3 分,运动反应 5 分),患者脑功能较前恢复,停用垂体后叶激素后患者尿量仍可维持在 100~200 mL/h,予以醋酸去氨加压素维持量。凝血六项:INR 1. 05、APTT 27. 10%、FIB 7. 61 g/L、TT 12. 5 s、D-D 421. 00 μg/L,较前稳定。入院第 11 天,患者意识逐渐恢复至清醒状态,可遵医睁眼、闭眼、握手。间断行脱离呼吸机训练,呼吸机通气模式由 SIMV+PSV 调整为 CPAP,但痰量较多,间断纤支镜肺泡灌洗辅助痰液引流。住院 16 d,患者自动出院回当地医院继续治疗。

二、讨论分析

1. 临床特点及诊断:①发生于 7~8 月份盛夏季节,处于高湿、封闭的环境中;②从事高强度工作;③温度超过 40 ℃;④迅速出现意识障碍并且进行性加深,GCS 评分 1+T+3 分(睁眼反应 1 分,语言反应 T,运动反应 3 分);⑤HR 超过 160 次/min,BP 降低为 75/40 mmHg;⑥R 30 次/min,SpO₂ 82%;⑦头颅 CT 检查,未见明显异常。2019 年国家卫生健康委员会发布了新的诊断标准《职业性中暑的诊断》(GBZ 41—2019),本例均符合热射病诊断[1]。根据 1997 年重修 MODS 诊断标准(表 2-1)和 1995 年 Marshall 提出的 MODS 计分系统对 MODS 严重程度及动态变化进行客观评价 (表 2-2)[2]。本例起病初期出现 MODS,有超过两个脏器评分大于 2 分,包括心血管系统、呼吸系统、神经系统、肝、肾、凝血系统。

表 2-1　MODS 诊断标准

器官或系统	诊断标准
循环系统	SBP<90 mmHg,持续 1 h 以上,或需要药物支持维持稳定
呼吸系统	急性起病,PaO₂/FiO₂≤200 mmHg,已用或未用 PEEP,胸片见双肺浸润,PCWP≤18 mmHg 或无左心房升高的证据
肾	血 Cr>177 μmol/L 伴少尿或无尿,或需要血液透析
肝	血清总胆红素>34.2 μmol/L,血清转氨酶在正常上限的 2 倍以上或有肝性脑病
胃肠道	上消化道出血,24 h 出血量>400 mL,或不能耐受食物,或消化道坏死或穿孔
血液系统	血小板计数<50×10⁹/L,或减少 25%,或出现 DIC
代谢	不能为机体提供所需的能量,糖耐量降低,需用胰岛素;或出现骨骼肌萎缩、无力
中枢神经系统	GCS 评分<7 分

表 2-2　MODS 评分标准

项目	评分				
器官及系统	0 分	1 分	2 分	3 分	4 分
呼吸系统(PaO₂/FiO₂)	≥300	226~300	151~225	76~150	≤75

续表2-2

项目	评分				
器官及系统	0分	1分	2分	3分	4分
血液系统［血小板（×10⁹）］	>120	81～120	51～80	21～50	≤20
心血管系统（PAR）	≤10	10.1～15.0	15.1～20.0	20.1～30.0	≥30.0
中枢神经系统（GCS）	15	13～14	10～12	7～9	≤6
肾［血清肌酐（μmol/L）］	≤100	101～200	201～350	351～500	>500
肝［血胆红素（μmol/L）］	≤20	21～60	61～120	121～240	>240

注：PAR（压力调整后心率）＝心率×［右心房（中心静脉）压/平均血压］。GCS评分：如使用镇静剂或肌松剂，除非存在内在的神经障碍证据，否则应做正常记分。

2. 鉴别诊断：本例热射病患者以意识状态改变伴高热为首发症状，同时合并出现多脏器功能损害的相应症状，诊断并不困难，但临床上仍应注意疾病鉴别诊断。①热射病易被误诊为感染性疾病导致的休克、多器官功能损害等，但后者多有感染病灶的相应表现、感染指标异常及影像学改变等，而前者有其特定的病史和易感因素，需要通过详细询问病史、查体等予以鉴别；②中枢神经系统疾病，如脑血管病、脑炎、癫痫，可结合病史及影像学等检查鉴别；③代谢障碍性疾病，如低血糖昏迷、高渗性昏迷、肝性脑病、尿毒症性脑病等，此类患者可出现意识障碍等，但一般无发热，短期内通常无多器官损害，迅速纠正原发疾病，症状多可缓解。

3. 救治措施：早期有效治疗是决定预后的关键，具体救治措施为"九早一禁"，即早降温、早扩容、早血液净化、早镇静、早气管插管、早纠正凝血功能紊乱、早抗感染、早肠内营养、早免疫调理，在凝血功能紊乱期禁止手术（图2-1）。

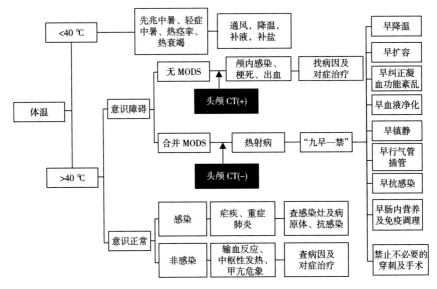

图 2-1　热射病的诊治流程

（1）早降温：患者外院就诊过程未进行降温处理，入本院时腋温超过 40 ℃，采用冰毯机、冰帽、冰盐水放置体表大动脉流经处、酒精擦浴等物理降温方法，入科 1 h 内将体温降至 40 ℃ 以下，2 h 降至 38 ℃ 以下。高温对细胞的直接损伤作用是热射病致多器官功能衰竭的主要机制，过热的时间越长，体温越高，组织损伤越严重，预后越差。热射病发生 1 h 内将体温降至 38.9 ℃，可以降低病死率。而"快速降温决定预后"已达成共识[3]，并且物理降温仍是热射病急救的主要措施。

（2）早镇静：患者入科后呈昏迷状态，予以咪达唑仑+地佐辛镇静镇痛 5 d，防止脑细胞损伤后继发性癫痫发作。中枢神经系统功能损害是热射病最常见、最严重的症状，大脑高热使脑代谢率增高、脑细胞全面活化和脑血流量减少。同时，高热破坏了血脑屏障的通透性，导致体循环的反应蛋白及病原体进入大脑[4]，热射病发病期（3~5 d）给予充分镇静。对降低脑代谢率、保护脑细胞、改善预后有益。同时，镇静能减轻不适，为机械通气等有创治疗创造条件。

（3）早行气管插管、呼吸支持治疗：患者入院时出现意识障碍、呼吸衰竭，入院后立即行气管插管呼吸机辅助通气，保证氧合。多数热射病患者需尽早气管插管，有创机械通气，机械通气采用肺保护性通气策略，包括限制潮气量使平台压≤30 cmH$_2$O，设置合适水平的呼气末正压（PEEP）。

（4）早扩容：患者入科时有低血容量性休克的表现，第一时间给予晶体液扩容。并密切观测每小时尿量，记录每日液体出入量。输注液体首选含钠液体（如生理盐水或林格液），在补液的同时可补充丢失的盐分。在院前第 1 小时输液量为 30 mL/kg 或总量 1 500 ~ 2 000 mL（如已启动冷盐水降温，其量应纳入总量管理），之后根据患者反应（如血压、脉搏和尿量等）调整输液速度，维持非肾衰竭患者尿量为 100 ~ 200 mL/h，同时避免液体过负荷。

（5）早抗凝：患者早期即出现凝血功能异常，先普通肝素抗凝，肝素钠 2 U/（kg·h）起始抗凝，入院第 3 天改每日加用低分子量肝素钙 0.4 mL 皮下注射 2 次/d，密切监测凝血指标变化，积极补充血小板、纤维蛋白原、凝血酶原复合物等凝血底物。凝血指标逐步好转。有研究证实，热射病患者发病 48 h 后，有 94.44% 出现血小板计数降低（幅度超过 50×10^9/L），61.11% 出现 PT 延长，38.89% 出现血浆纤维蛋白原水平降低，证实凝血功能障碍，甚至 DIC 是热射病的特征性改变[5]。其机制可能为：①体液大量丢失，导致血液浓缩；②高热使血管内皮细胞受损，激活内源性凝血途径；③当体温超过 43 ℃时可直接激活血小板凝集反应，引起不可逆高凝状态[6]。因此，早期给予小剂量肝素治疗，可预防或减轻 DIC 的程度，对于有出血倾向的患者给予补充凝血物质治疗，可提高综合疗效。

（6）早期胃肠保护：经过积极补液降温，血流动力学及内环境逐渐稳定，于第 2 天置入胃管，注入莫沙必利分散片促进胃肠动力，促进肠道功能恢复，肠内+肠外营养，住院期间未发生消化道出血和麻痹性肠梗阻。早期有效降温和积极液体复苏是减轻或防止胃肠损伤的最重要措施。

三、案例总结

　　患者为中年男性,在高温密闭的环境中从事重体力劳动。患者发病急,病情进展快,高热,意识障碍,多脏器功能损害,诊断为热射病。病情迅速累及中枢神经系统、心、肝、肾、肺、凝血系统致多个脏器系统功能障碍。对已发生的呼吸、循环衰竭,给予呼吸机辅助呼吸、大量补液扩容及血管活性药物维持血压。积极维护机体内环境稳定是抢救成功的基本点;对于并发器官功能障碍同时采取多脏器功能支持治疗,控制感染,可显著提高救治成功率,最大限度减少后遗症。

四、参考文献

　　[1]中国卫生健康委员会.职业性中暑的诊断[EB/OL].[2019-1-30].http://www.nhc.gov.cn/.

　　[2]沈洪,刘中民.急诊与灾害医学[M].3版.北京:人民卫生出版社,2018:205-208.

　　[3]陆再英,钟南山.内科学[M].7版.北京:人民卫生出版社,2008:813-816.

　　[4]NYBO I. Exercise and heat stress:cerebral challenges and conse-quences[J]. Prog Brain Res,2007,162:29-43.

　　[5]李丹丹,孟建中,吕苏一,等.野外演练致劳力性热射病的多器官功能损伤的规律及高危因素[J].生物医学工程研究,2010,2(4):263-267.

　　[6]全军热射病防治专家组,全军重症医学专业委员会.中国热射病诊断与治疗专家共识[J]. Med J Chin PLA,2019,44(3):181-196.

案例来源:陆军特色医学中心急诊医学科,陈智,Email:1342780478@qq.com

附:热射病并多器官功能障碍综合征案例教学方案指导

【教学目标与适用对象】

适用人群:急诊医学专业研究生、急诊医学专业住培生。

掌握:多器官功能障碍综合征的病因、发病机制、治疗原则。

熟悉:热射病的临床表现、诊断及鉴别诊断、分型、治疗原则。

【教学内容】

1.热射病的临床表现、诊断及鉴别诊断、治疗原则。

2.多器官功能障碍综合征的病因、发病机制、治疗原则。

3.多器官功能障碍综合征病情分期诊断及严重程度评分标准。

4.热射病并发多器官功能障碍综合征的病理机制。

【课堂计划】

教学方法:以问题为导向的互动式教学,预计时间40 min。

学员提前预习:热射病及多器官功能障碍综合征相关内容[《急诊医学》教材、《职业性中暑的诊断》(GBZ 41—2019)、《中国热射病诊断与治疗专家共识》等]。

1.案例导课,介绍案例基本情况。

引出问题一:该患者可能的诊断是什么?引导学生进行讨论(5～10 min)。

思路1:中年男性,急性起病,病前在高温、相对封闭环境中,高强度工作为诱因,既往有高血压病史和长期大量饮酒史。

思路2:发病以意识障碍、抽搐、高热症状为主,引导学生认知热射病的临床特点。

2.引出第二个问题:如何明确诊断(5～10 min)?

思路1:热射病的诊断依据、鉴别诊断,如高血压并脑出血、脑炎。

思路2：热射病是否会引发MODS？结合MODS诊断标准，患者入院时、入院后哪些脏器可能发生损害或功能障碍？

3.引出第三个问题：患者目前病情是否危重？是否危及生命（5～10 min）？

思路：患者意识障碍、抽搐、高热，以及心率快、呼吸快、血压低，均提示患者是处于危重情况。以此按照急诊分诊对患者进行分级。

4.引出第四个问题：下一步需如何紧急处理？

思路：结合专家共识给出标准治疗方案。

【临床思考】

1.阐述热射病的发病机制。

2.阐述MODS的发病机制。

3.简述热射病的"九早一禁"具体救治措施。

案例 3

一例低血容量性休克患者的诊治

摘要：患者女，49 岁，因"机械致全身多处疼痛、意识淡漠 3 d"入院。体检：T 36.3 ℃，P 90 次/min，BP 85/60 mmHg，R 22 次/min，SpO_2 91%。推入抢救室，意识 I~II 级，精神淡漠，查体欠合作。右额颞部压痛，右下颌部瘀青、肿胀、压痛。胸廓动度低，左胸部多处压痛，左肺呼吸音低。颈 6、7 棘突、棘间隙及椎旁压痛。腰椎棘突、棘间隙及椎旁压痛。左上肢清创、内固定术后，伤口对合可，可见渗血、渗液，局部创面瘀黑、无光泽，肢端血运可，各指活动受限，触觉降低，痛觉异常，右上肢肌力 V 级，左下肢肌力 II 级，肌张力下降，右下肢肌力 III 级，肌张力正常。患者经积极治疗后，病情转危为安好转出院。

关键词：低血容量性休克；失血性休克；创伤性休克

低血容量性休克是指各种原因引起循环血量丢失而导致的有效循环血量与心排血量减少、组织灌注不足、细胞代谢紊乱和功能受损的病理生理过程。低血容量性休克病因包括但不限于：①外源性容量丢失，即循环血量直接丢失到体外，如创伤、烧伤、外科大手术失血、消化道溃疡、食管-胃底静脉曲张破裂及宫外孕破裂等，呕吐、腹泻、多尿、各型脱水等也可导致低血容量性休克；②内源性容量丢失，即循环血量丢失于循环系统之外，如过敏、低蛋白血症和内分泌功能紊乱等引起血管通透性升高,循环血量外渗到组织间隙或胸腹腔形成"第三间隙液体"。低血容量性休克的常见临床表现有心悸、头昏、乏力、出汗、晕厥、尿少、呼吸加快、皮肤湿冷苍白、精神状态改变(淡漠、嗜睡或躁动)等。接诊者应询问受伤机制,是否为高能量损伤,如高坠伤、挤压伤、交通伤被抛出车外或被碾压等,询问有无胸痛、腹痛、腰背痛症状,按创伤 CRASHPLAN 方法仔细查体。

一、病案介绍

1. 入院病史:患者女,49 岁,因"机械致全身多处疼痛、意识淡漠 3 d"入院。3 d 前患者工地工作时被机械绞伤致头面部、颈部、胸部、腰部、左上肢等多部位疼痛,左上肢流血,无昏迷,无腹痛,送至当地医院,行胸腔闭式引流、左上肢清创、切开复位内固定、注射破伤风抗毒素等治疗,逐渐出现呼吸困难,双下肢活动障碍,无咯血,无发热,无咳嗽,由救护车于 2020-04-19 送至医院。受伤以来患者精神淡漠,乏力,未进食,排黄稀大便 4 次,24 h 尿量约700 mL。既往体健,否认"高血压、糖尿病、冠心病、慢性支气管炎、甲状腺功能亢进"等病史,否认"肝炎、肺结核"等传染病史,否认外伤、手术史,否认输血史,预防接种史不详,否认药物、食物过敏史。体检:T 36.3 ℃,P 90 次/min,BP 85/60 mmHg,R 22 次/min,SpO$_2$ 91%。推入抢救室,意识Ⅰ~Ⅱ级,精神淡漠,查体欠合作。右额颞部压痛,右下颌部瘀青、肿胀、压痛,双侧瞳孔直径约 0.3 cm,对光反射灵敏,伸舌居中。胸廓动度低,未见浮动胸壁及反常呼吸,左胸部多处压痛,左肺呼吸音低,右肺呼吸音粗,心律齐,未闻及杂音。腹软,肝脾区无压痛,双肾区无叩痛。颈6、7 棘突、棘间隙及椎旁压痛。腰椎棘突、棘间隙及椎旁压痛。左上肢清创、内固定术后,伤口对合可,可见渗血渗液,局部创面瘀黑,无光泽,肢端血运可,各指活动受限,触觉减低,痛觉异常,右上肢肌力 Ⅴ 级,左下肢肌力 Ⅱ 级,肌张力下降,右下肢肌力Ⅲ级,肌张力正常,角膜反射、跖反射存在,双下肢病理征(−)。辅助检查:血常规示白细胞 $8.61×10^9/L$、红细胞 $3.56×10^{12}/L$、血红蛋白 93 g/L、中性粒细胞百分数 94.5%;肝功能示总蛋白 52.9 g/L、白蛋白 28.6 g/L、总胆红素 27.3 μmol/L、间接胆红素 23.2 μm/L、天冬氨酸转氨酶 44.4 U/L、丙氨酸转氨酶 46.9 U/L、前白蛋白 121.6 mg/L;肾功能示肌酐 31.30 μmol/L;凝血功能示活化部分凝血活酶时间 23.50 s、D−二聚体测定 2 937.10 μg/L;降钙素原(PLT)0.73 ng/mL;电解质、血糖未见明显异常;急诊床旁心电图"窦性心动过缓";心肌损伤标志物 cTnI 0.008 ng/mL,CK−MB 2.78 ng/mL,Myo 98.2 ng/mL,NT−proBNP 234 pg/mL;血气分析示 pH 7.46,PaO_2 193 mmHg,$PaCO_2$ 33 mmHg,Na^+ 137 mmol/L,K^+ 3.8 mmol/L,AB 23.5 mmol/L,SB 25 mmol/L,Lac 0.7 mmol/L。头胸腹增强 CT 示:①右侧下颌头、下颌骨骨折,双侧颞部皮下血肿,双侧上颌窦、筛窦、蝶窦积液;②颈 6、7 椎体及双侧横突骨折,颈 5/6、颈 6/7 椎间盘突出;③左侧第 2～5 肋骨、右侧第2 肋骨骨折,左侧第 6、7 肋骨可疑骨折,左侧液气胸,左肺组织被压缩约 40%,双侧胸腔积液伴外压性肺不张,左侧胸壁肌间隙多发积气;④腰 2～4 椎体横突多发骨折、部分断端分离、错位;⑤左桡骨骨折,左尺骨近段骨折,并可见固定物在位;⑥胆囊内高密度影,考虑造影剂残留,盆腔少量积液。

2. 诊治经过:初步诊断为机械致多发伤。①低血容量性休克;②胸部损伤:左肺挫伤伴血气胸,左侧多发肋骨骨折;③脊柱脊髓损伤:颈 6、7 椎体及横突骨折伴不全瘫,腰 2～4 横突骨折;④头面损伤:右侧下颌骨骨折,头皮挫裂伤;⑤四肢损伤:左桡骨开放性骨折,左尺骨骨折,左上肢皮肤肌肉撕脱伤,左上臂、前臂血管神经肌腱损伤;⑥颈 5/6、颈 6/7 椎间盘突出。入室已开放静脉通路,继续补液改善组织灌注,使用血管活性药物提升血压,颈托固定保护颈椎,中心静脉置管,左侧胸腔闭式引流,防治感染,稳定内环境,吸氧,心电监护,医护人员护送行头颈胸腹 CT、上肢增强 CT 检查。完善动脉血气、静脉采血实验室检查,采集鼻咽拭子行新型冠状病毒核酸检测,排查 COVID-19 后收 ICU 住院治疗。颈椎骨折、颈髓损伤伴不全瘫,具备手术指征,请战创伤医学科会诊,完善术前准备后于 2020-04-24 在全身麻醉下行经前路颈 6、7 椎体骨折复位、颈 6/7 椎间盘摘除、椎管减压、植骨融合内固定术。术后予呼吸机辅助通气,继续补液改善组织灌注,使用血管活性药物,稳定内环境,气道管理,抗感染、营养支持、对症等治疗。患者颈椎颈髓损伤导致呼吸困难,咳痰无力,05-09 再次行经鼻气管插管术,予呼吸机辅助呼吸,并加强痰液引流。05-10 患者出现寒战高热、血压下降,考虑感染性休克,大剂量血管活性药物维持血压,留取血培养提示 G⁻杆菌生长,加用美罗培南+替考拉宁抗感染治疗。患者病情危重予以 PICCO 监测及 CRRT 治疗,监测患者血流动力学变化及维持内环境稳定。05-13 患者腹胀明显,行床旁超声提示腹水伴肠道水肿,予腹腔穿刺置入引流管,引流出金黄色腹水,留取腹水标本送检培养提示粪肠球菌、大肠埃希菌、白念珠菌,继续应用替考拉宁+美罗培南,同时加用卡泊芬净联合抗感染治疗,考虑患者菌血症为肠道屏障功能障碍导致菌群失调移位所致。经积极治疗后患者感染学指标逐渐下降,根据药敏试验结果 05-20 停用美罗培南,加用头孢他啶抗感染,05-21 停用卡泊芬净,加用氟康唑抗感染治疗,因考虑患者腹腔感染为主,05-27 更换替考拉宁为利奈唑胺抗感染,后更换为头孢哌酮舒巴坦+利奈唑胺抗感染治疗,患者循环逐渐稳定,腹胀及肠道水肿明显改善,腹水减少后于 06-08 拔除左侧腹腔引流管,并停用抗生素,PCT 恢复到正常范围,血常规白细胞 $10×10^9/L$ 左右,无明显高热。患者因气道自净能力差,于 06-06 行气管切开术,间断纤支镜吸痰、肺复张治疗,并逐渐行脱机训练。患者病情好转后于 2020-06-24 转回当地医院继续治疗。

　　最后诊断如下。

（1）机械致多发伤：①低血容量性休克；②胸部损伤：左肺挫伤伴血气胸、左侧多发肋骨骨折；③脊柱脊髓损伤：颈6、7椎体及横突骨折伴不全瘫、腰2～4横突骨折；④头面损伤：右侧下颌骨骨折、头皮挫裂伤；⑤四肢损伤：左桡骨开放性骨折、左尺骨骨折、左上肢皮肤肌肉撕脱伤、左上臂、前臂血管神经肌腱损伤。

（2）颈5/6、颈6/7椎间盘突出。

（3）肠源性感染、腹腔感染、血行感染、感染性休克。

（4）急性心力衰竭。

（5）急性肝功能损害。

（6）急性肾功能损害。

（7）低蛋白血症。

二、讨论分析

1. 病例特点：①中年女性，有明确外伤史。②因"机械致全身多处疼痛、精神淡漠3 d"入急诊室。③外院已行胸腔闭式引流、左上肢清创、切开复位内固定、注射破伤风抗毒素等治疗。病程中逐渐出现呼吸困难，双下肢活动障碍。无发热，无咳嗽。④无新型冠状病毒感染流行病学史。⑤T 36.3 ℃，P 90次/min，BP 85/60 mmHg，R 22次/min，SpO_2 91%。意识Ⅰ～Ⅱ级，意识淡漠，右额颞部压痛，右下颌部瘀青、肿胀、压痛，胸廓动度低，左胸部多处压痛，左肺呼吸音低，右肺呼吸音粗，颈6、7棘突、棘间隙及椎旁压痛，腰椎棘突、棘间隙及椎旁压痛。左上肢清创、内固定术后，肢端血运可，各指活动受限，触觉减低，痛觉异常，右上肢肌力Ⅴ级，左下肢肌力Ⅱ级，肌张力下降，右下肢肌力Ⅲ级，肌张力正常。⑥实验室及影像学检查如前述。

2. 诊断与诊断依据：结合患者明确受伤史、受伤机制、病史特点、体检、实验室及影像学检查，诊断并不困难。需要指出的是，患者P 90次/min，BP 85/60 mmHg，休克指数（SI）= 90÷85≈1.1，近

24 h 每小时尿量为 700÷24 ≈ 29 mL,中心静脉压(CVP)4 cmH$_2$O,Lac 0.7 mmol/L,结合临床表现,意识 Ⅰ ~ Ⅱ 级,面色稍苍白,呼吸频率增加,四肢温度尚可,低血容量性休克诊断明确,判断为休克早期。

3. 处理方案及理由:患者具体处置方案为开放静脉通路,容量复苏,改善组织灌注,使用血管活性药物,稳定血流动力学,防治感染,稳定内环境,吸氧,心电监护,颈托固定保护颈椎,中心静脉置管,左侧胸腔闭式引流等,在积极稳定生命体征的前提下进一步实施经前路颈 6、7 椎体骨折复位,颈 6、7 椎间盘摘除,椎管减压,植骨融合内固定术以解除椎管狭窄、恢复肢体功能。低血容量性休克的本质是循环容量丢失导致的有效循环血量与心排血量减少、组织灌注不足、细胞缺氧、细胞代谢紊乱和功能受损,因此,处理低血容量性休克的首要任务是祛除病因,恢复有效循环血量,改善组织灌注和细胞代谢。

三、案例总结

1. 典型临床表现:当低血容量性休克有典型休克临床表现时,其诊断并不难,重要的是能早期识别并处理。当有交感神经-肾上腺功能亢进征象时,即应考虑休克的可能,包括且不限于:①血压正常而脉压差减小;②心率增快;③口渴;④皮肤潮湿、黏膜发白、肢端发凉;⑤皮肤静脉萎陷;⑥尿量减少(25 ~ 30 mL/h)。

2. 胃黏膜 pH 值测定:有助于早期发现内脏缺血表现为主的"隐性代偿性休克"。

3. 血流动力学监测:包括中心静脉压(CVP)、肺毛细血管楔压(PWAP)、心排血量(CO)、心脏指数(CI),以及漂浮导管混合静脉血氧代谢指标的监测,对于休克评估和治疗有重要指导意义。

4. 乳酸与预后:患者入院时 Lac 0.7 mmol/L,一般认为,血清乳酸浓度与休克预后相关,因此仅从低血容量性休克的角度,其对细胞代谢和功能的影响尚可逆转。

5. 祛除病因:低血容量性休克的首要任务是祛除病因,创伤失血性休克首先要尽可能控制出血。随着对创伤失血性休克认识的深入,严重创伤患者的救治已经从医疗机构提前到事发现场。

6. 液体管理:低血容量性休克液体管理采取急救、优化、稳定和降阶梯原则。休克早期治疗,首先是容量复苏,输入何种液体当属次要。随着休克的逐渐控制,输入液体的种类选择显得更为重要,主要目的是防止水、电解质和酸碱平衡紊乱,防止系统和脏器并发症,维持能量代谢和组织氧合[1]。患者早期容量复苏存在不足,在控制出血的前提下仍需提高补液量。

7. 相关策略:对存在活动性出血的患者,采用限制性容量复苏和允许性低血压策略[2]。

8. 血管活性药物的使用:缩血管药物以维持重要脏器灌注为目的,也可作为休克治疗的早期应急措施,小剂量为宜,不可长久使用。扩血管药物主要扩张毛细血管前括约肌,以利于组织灌流,适用于扩容后 CVP 明显升高而临床征象无好转,临床上有交感神经活动亢进征象,心输出量明显下降,有心力衰竭表现及有肺动脉高压者。

9. 酸中毒的纠正:低血容量性休克并发酸中毒不可盲目地输注碱性药物,因为根据血红蛋白氧解离曲线,不很严重的酸性环境对氧从血红蛋白解离是有利的,而碱性环境不利于氧从血红蛋白释出。机体获得充足血容量,微循环得到改善之后,轻度酸中毒常可缓解而不需再使用碱性药物[3]。但休克经扩容治疗后仍有严重代谢性酸中毒时,仍需使用碱性药物。患者血气分析:pH 7.46,PaO_2 193 mmHg,$PaCO_2$ 33 mmHg,Na^+ 137 mmol/L,K^+ 3.8 mmol/L,AB 23.5 mmol/L,SB 25 mmol/L,Lac 0.7 mmol/L,没有明显酸碱失衡,提示组织灌注及细胞代谢尚可。

10. 抗感染治疗:患者治疗中出现感染性休克,考虑为肠源性感染、腹腔感染、血行感染,其机制为肠道屏障功能障碍导致菌群入血。因此,抗感染治疗应作为创伤失血性休克的选择,开始可选用乌司他丁、糖皮质激素或经验选用抗菌药物,后面可根据标本培养+药敏试验结果选择有效抗菌药物。近年临床随机对照试验和系统评价显示,乌司他丁可有效控制过度炎症反应,降低血液粒细胞弹性蛋白酶(PMNE)水平和C反应蛋白水平,显著改善脑氧代谢和微循环。

四、参考文献

[1] SAFIEJKO K, SMEREKA J, PRUC M, et al. Efficacy and safety of hypertonic saline solutions fluid resuscitation on hypovolemic shock:a systematic review and meta-analysis of randomized controlled trials[J]. Cardiol J,2020,3:3030.

[2] JIANG S, WU M, LU X. Is restrictive fluid resuscitation beneficial not only for hemorrhagic shock but also for septic shock?: A meta-analysis[J]. Medicine(Baltimore),2021,100(12):e25143.

[3] RUDKIN S E, ANDERSON C L, GROGAN T R, et al. Assessing acid-base status in circulatory failure:relationship between arterial and peripheral venous blood gas measurements in hypovolemic shock[J]. J Intensive Care Med,2020,35(5):511-518.

案例来源:陆军特色医学中心急诊医学科,龙锐,Email:drlongrui@163.com

附:低血容量性休克案例教学方案指导

【教学目标与适用对象】

适用人群:急诊医学专业研究生、临床医学本科生。

掌握:低血容量性休克的临床表现、诊断及鉴别诊断、治疗原则。

熟悉：低血容量性休克的常见原因、发生机制。

【教学内容】

1.低血容量性休克的常见原因、发生机制、临床表现、诊断及鉴别诊断、治疗原则。

2.《创伤失血性休克诊治中国急诊专家共识》。

3.创伤失血性休克中的液体复苏，《中心静脉压急诊临床应用中国专家共识》。

【课堂计划】

教学方法：以问题为导向的互动式教学，预计时间45 min。

学员提前预习：失血性休克、创伤性休克相关内容(《外科学》教材、《创伤失血性休克诊治中国急诊专家共识》、创伤失血性休克中的液体复苏)。

1.案例导课,介绍案例基本情况,引出问题一:该患者可能的诊断是什么? 引导学生进行讨论(分组讨论5~10 min)。

思路:中年女性,有明确外伤史。"机械致全身多处疼痛、意识淡漠3 d",病程中逐渐出现乏力、呼吸困难,双下肢活动障碍。体检:P 90 次/min,BP 85/60 mmHg,意识Ⅰ~Ⅱ级,意识淡漠,躯干、四肢多处创伤体征。低血容量性休克诊断不困难。需要指出的是,患者P 90 次/min,BP 85/60 mmHg,休克指数(SI)= 90÷85 ≈ 1.1,近24 h 每小时尿量为700÷24 ≈ 29 mL,中心静脉压(CVP) 4 cmH$_2$O,Lac 0.7 mmol/L,结合临床表现,意识Ⅰ~Ⅱ级,面色稍苍白,呼吸频率增加,四肢温度尚可,为休克早期。

2.引出第二个问题:需要在急诊室首先进行哪些操作(分组讨论5~10 min)?

思路:针对低血容量性休克诊断,进行中心静脉穿刺置管、液体复苏,PICCO 监测血流动力学。

3.引出第三个问题:该患者急诊室液体管理策略是什么(分组讨论5~10 min)?

患者已没有活动性出血征象,不需采用限制性容量复苏和允许性低血压策略,液体管理采取急救、优化、稳定和降阶梯原则,以维持有效循环血量与心排血量、改善组织灌注和微循环、促进细胞代谢和功能恢复为目标。

4.引出第四个问题:诊断明确后,如何治疗?

患者治疗方案为容量复苏、稳定生命体征和器官功能支持的基础上实施椎管减压、植骨融合内固定术以解除椎管狭窄、恢复肢体功能。低血容量性休克的本质是循环容量丢失导致的有效循环血量与心排血量减少、组织灌注不足、细胞缺氧、细胞代谢紊乱和功能受损,因此,处理低血容量性休克的首要任务是祛除病因,恢复有效循环血量,改善组织灌注和细胞代谢。

【临床思考】

低血容量性休克液体治疗策略是什么?(不同阶段具体补液量、种类和注意事项)。

案例 4

一例感染性休克患者的诊治

　　摘要:患者女,78 岁,因"结肠穿孔术后 26 d,呼吸困难 1 d"入院。体检: T 38. 6 ℃, P 101 次/min, BP 85/60 mmHg, R 19 次/min, SpO_2 97%。推入抢救室,患者烦躁,查体欠合作。腹部伤口敷料渗液,切口及周围皮肤红肿,切口全层裂开,可见肠管,化脓明显,肠鸣音弱。双下肢轻度水肿。重庆某院腹部伤口引流液培养出大肠埃希菌,多重耐药,阿米卡星、亚胺培南、美罗培南、厄他培南、哌拉西林他唑巴坦敏感。痰培养提示泛耐药肺炎克雷伯菌亚种,亚胺培南中介。转入我院后积极给予亚胺培南西司他丁及氟康唑抗感染,腹壁清创术+负压封闭引流(VSD),术后继续抗感染、冲洗换药、稳定内环境、营养支持、输血、脏器功能支持等治疗后病情好转,回当地医院继续康复治疗。

　　关键词:感染性休克;分布性休克;脓毒症;全身炎症反应综合征

　　感染性休克是指由微生物及其毒素等产物所引起的综合征伴休克。感染灶中的微生物及其毒素、胞壁产物等侵入血循环,激活宿主的各种细胞和体液系统,产生细胞因子和内源性介质,作用于机体各器官和系统,影响其灌注,导致组织细胞缺血缺氧、代谢紊乱、功能障碍,甚至出现多器官功能衰竭。在脓毒症中,感染性休克被认为是脓毒症发生了严重的循环、细胞和代谢异常,并使病死率显著增加。脓毒症是指宿主对感染的反应失调,产生危及生命的器官功能障碍,也就是说当机体对感染的反应损伤了自身组织和器官而危及生命就称为脓毒症。随着对感染导致的生理和病理生理变化研究的不断深入,感染性休克和脓毒症的定义和诊断标准也在不断被修订和更新。全球每年有超过1 900万例脓毒症患者,我国脓毒症患病率约为236/10万,美国每年有超过70万例脓毒症患者,并且这一数字还有逐年上升趋势。临床上感染性休克和脓毒症治疗花费高,医疗资源消耗大,正严重威胁着人类健康,影响着人们的生活质量。医学界越来越重视感染性休克和脓毒症的研究,深入地认识其确切发病机制和探索干预措施,仍然是急诊医学和重症医学研究的难点和热点。

一、病案介绍

1. 入院病史:患者女,78岁,因"结肠穿孔术后26 d,呼吸困难1 d"于2020-05-16入院。26 d前患者因"结肠穿孔、肠梗阻"于重庆某院行手术治疗,术后患者出现"感染性休克",腹部伤口裂开,伤口渗出液培养出大肠埃希菌,痰培养出肺炎克雷伯菌,于ICU行气管插管、有创机械通气、抗感染等治疗后患者病情仍危重,转入我院。既往体健,否认"高血压、糖尿病、冠心病、慢性支气管炎、甲状腺功能亢进"等病史,否认"肝炎、肺结核"等传染病史,否认外伤史,否认输血史,预防接种史不详,否认药物、食物过敏史。体检:T 38.6 ℃,P 101次/min,BP 85/60 mmHg,R 19次/min,SpO$_2$ 97%。推入抢救室,烦躁,查体欠合作。双侧瞳孔直径约0.3 cm,对光反射灵敏。双肺呼吸音粗,未闻及干湿啰音,心律齐,未闻及杂音。腹部伤口敷料渗液,切口及周围皮肤红肿,切口全层裂开,可见肠管,化脓明显,肠鸣音弱。双下肢轻度水肿,角膜反射、跖反射存在,下肢病理征(-)。辅助检查:重庆某院腹部伤口引流液培养出大肠埃希菌,阿米卡星、亚胺培南、美罗培南、厄他培南、哌拉西林他唑巴坦敏感。痰培养提示泛耐药肺炎克雷伯菌亚种,亚胺培南中介。真菌 D-葡聚糖定量 425.8 pg/mL。我院急诊动脉血气分析(FiO$_2$ 60%):pH 7.38,PaO$_2$ 146 mmHg,PaCO$_2$ 27 mmHg,K$^+$ 5.3 mmol/L,Lac 2.0 mmol/L。血常规:白细胞 12.46×10^9/L、血红蛋白 84 g/L、中性粒细胞百分比 88.6%、血小板 140×10^9/L。降钙素原 3.17 ng/mL;白蛋白 25.2 g/L,前白蛋白 47.5 mg/L。肾功能 4 项:尿素 24.69 mmol/L、尿素/肌酐 84.12、尿酸 554.7 μmol/L、肾小球滤过率评估 88.35 mL/min;凝血 6 项:国际标准化比值 1.53、活化部分凝血活酶时间 40.30 s、D-二聚体测定 2 283.73 μg/L、凝血酶原时间 17.5 s;急诊床旁心电图:窦性心动过速,未见明显 ST 段抬高、压低,未见 T 波倒置及病理性 Q 波。

2. 诊治经过:初步诊断如下。①结肠穿孔、肠梗阻术后切口感染不愈合;②腹腔感染;③造口旁感染;④感染性休克;⑤Ⅰ型呼吸衰竭;⑥肺部感染。早期以 30 mL/kg 进行容量复苏,当输入大量晶体液后,给予一定量的胶体液以维持渗透压,同时,避免大量输入晶体液造成肺损伤,避免容量负荷过重导致充血性心力衰竭及肺水肿,予中心静脉置管,去甲肾上腺素 0.8 μg/(kg·min)泵入,呼吸机辅助呼吸,SIMV + PSV 模式,R 18 次/min,PEEP 5 cmH$_2$O,PS 13 cmH$_2$O,稳定内环境,吸氧,心电监护,再次采集鼻咽拭子行新冠病毒核酸检测,排查 COVID-19 后收入 ICU 进一步治疗。予亚胺培南西司他丁及氟康唑抗感染治疗,患者腹部切口全层裂开,请战创伤医学科会诊后夜间急诊全身麻醉下行腹壁清创术+VSD 负压引流术,术后第 2 天腹腔引流出较多棕黄色液体,为大便样物质,创伤外科考虑肠管仍有破口或结肠造瘘口来源,予拆除 VSD,伤口持续低负压冲洗引流,伤口清创换药处理。继续抗感染、稳定内环境、营养支持等治疗。复查胸腹部 CT:双侧胸腔积液并左肺下叶部分不张,右肺中叶外侧段及左肺上叶散在结节影及絮状模糊影,考虑炎性病变。肠梗阻+穿孔术后改变。胆囊术后改变。考虑小肠瘘可能性大,但患者术后肠道粘连、水肿重,无法再次行手术治疗,仅能保守。予冲洗引流、抗感染、稳定内环境、输血、脏器功能支持等治疗,经治疗1个月余,患者病情稳定,转回当地医院康复治疗。

最后诊断:①结肠穿孔、肠梗阻术后切口感染不愈合;②腹腔感染;③造口旁感染;④感染性休克;⑤Ⅰ型呼吸衰竭;⑥肺部感染;⑦急性心功能损害;⑧急性肝功能损害;⑨急性肾功能损害;⑩低蛋白血症;⑪中度贫血。

二、讨论分析

1. 病例特点:①老年女性,急性起病。②因"结肠穿孔术后26 d,呼吸困难1 d"入院。病程中发热。③无新型冠状病毒感染流行病学史。④T 38.6 ℃,P 101 次/min,BP 85/60 mmHg,R 19 次/min,SpO_2 97%。患者烦躁,查体欠合作。腹部切口敷料渗液,切口及周围皮肤红肿,切口全层裂开,可见肠管,化脓明显,肠鸣音弱。⑤腹部伤口引流液培养出大肠埃希菌,阿米卡星、亚胺培南、美罗培南、厄他培南、哌拉西林他唑巴坦敏感。痰培养提示泛耐药肺炎克雷伯菌亚种,亚胺培南中介。急诊动脉血气分析:pH 7.38,PaO_2 146 mmHg,$PaCO_2$ 27 mmHg,K^+ 5.3 mmol/L,Lac 2.0 mmol/L。血常规:白细胞 $12.46×10^9$/L,血红蛋白 84 g/L,中性粒细胞百分比88.6%;降钙素原3.17 ng/mL。

2. 诊断:①结肠穿孔、肠梗阻术后切口感染不愈合;②腹腔感染;③造口旁感染;④感染性休克;⑤Ⅰ型呼吸衰竭;⑥肺部感染。依据:结合患者病史特点、体检、实验室及影像学检查,以上诊断成立。需要指出的是,患者既往无肺部基础疾病,听诊肺部情况尚可,结合胸部CT,肺部感染并不重。因此,患者呼吸衰竭考虑主要是腹部严重感染、感染性休克导致,而并非由肺部感染所致。

3.处理方案及理由:处置原则是稳定生命体征的同时积极治疗原发病。即容量复苏,使用血管活性药物,呼吸机辅助通气等处理的同时,急诊全身麻醉下行腹壁清创术+VSD,术后继续抗感染、冲洗换药、稳定内环境、营养支持、输血、脏器功能支持等治疗。

三、案例总结

1.感染性休克、脓毒症、脓毒性休克概念及释义[1]:

(1)感染性休克的临床诊断 4 个要素为低血压、持续缩血管药物、乳酸升高和充分的容量复苏。目前支持以充分液体复苏后仍需升压药物以维持平均动脉压 ≥65 mmHg 且血乳酸>2 mmol/L 作为感染性休克的诊断标准,从而鉴别高危脓毒症患者。

(2)脓毒症以往指由感染引起的 SIRS,即临床上证实存在的感染灶(或高度可疑感染)加上 SIRS 表现。脓毒症新定义认为,脓毒症是宿主对感染的反应失调,产生危及生命的器官功能障碍,需要紧急识别和干预。器官功能衰竭是导致脓毒症患者预后较差的重要因素,相对于治疗感染,治疗具有器官功能障碍或衰竭的感染患者才是重点。因此,脓毒症新的诊断标准认为,无论感染和器官衰竭孰先孰后,只要两者并存即可诊断脓毒症。脓毒症可发生于严重感染,也可发生于创伤、烧伤、外科大手术、休克,甚至应激等情况。SOFA 评分对于发现器官功能衰竭及做出脓毒症诊断有重要意义。随着对感染导致的生理和病理生理变化研究的不断深入,脓毒症的定义和诊断标准也在不断被修订和更新。

(3)脓毒性休克指严重脓毒症导致的循环衰竭,表现为经充分液体复苏仍不能纠正的组织低灌注和低血压,是严重脓毒症的一种特殊类型。存在组织低灌注或器官功能障碍的严重脓毒症患者,在应用正性肌力或血管收缩药物后可能不具有低血压,但仍被认为脓毒性休克,包括但不限于:①急性意识改变;②收缩压<90 mmHg 或较原基础水平下降 ≥ 40 mmHg,或平均动脉压<60 mmHg;③四肢

厥冷或皮肤花斑;④急性少尿[经足量液体复苏后,但尿量<0.5 mL/(kg·h)];⑤高乳酸血症(乳酸>2 mmol/L)。

2.感染性休克和脓毒症相关机制:感染除导致炎症反应外,也可引起抗炎反应的增强,感染性休克和脓毒症的发病机制复杂,包括但不限于细菌及毒素、炎症介质、促炎抑炎、细胞因子、补体系统、内皮损伤、凝血功能异常、免疫功能障碍、微循环衰竭,以及宿主对病原微生物及其毒素的异常反应等因素和机制。脓毒症的病理生理大致包括以下几个阶段:①感染损害阶段;②炎症反应阶段;③炎症反应失控阶段;④抗炎反应代偿阶段;⑤免疫调节衰竭阶段。因此,感染性休克的治疗是一项系统的综合治疗。

3.液体复苏:患者入科时 P 101 次/min,BP 85/60 mmHg,CVP 5 cmH_2O,存在容量不足。早期液体复苏是纠正低血容量和改善组织低灌注最简单而有效的措施,也是感染性休克治疗重要的措施之一。尤其是感染性休克早期,需要大量液体复苏,通常在早期给予 1~3 L 晶体液或 30 mL/kg。当输入大量晶体液后,需要给予一定量的胶体液以维持渗透压,如低分子右旋糖酐注射液、白蛋白或血浆。不推荐使用淀粉类胶体液如羟乙基淀粉,因为淀粉类胶体液可导致肾小管损伤。同时,应避免大量输入晶体液造成肺损伤,避免容量负荷过重导致充血性心力衰竭及肺水肿。液体复苏有效的标志是患者意识改善、血压升高、心率减慢、尿量增加、CVP 升高到正常范围。容量负荷过重则可出现胸闷、呼吸急促、咳嗽,甚至咳粉红色泡沫样痰、心率增快、氧饱和度下降、CVP 高于正常[2-3]。补液措施可简单概括为"先快后慢,先盐后糖,先晶后胶,见尿补钾,适时补碱"。

4.控制感染源:祛除感染灶、积极控制感染源尤为重要,该患者在夜间急诊全身麻醉下进行了腹壁清创术+VSD,并留取标本进行微生物培养。

5.血管活性药物的应用:足量液体复苏之后,血压仍低,将影响到组织器官灌注,组织器官低灌注是导致多器官功能障碍综合征(MODS)的主要原因。这时候就需要使用血管活性药物,目的是迅速提升血压、改善心脏和脑的血流灌注,以及肾等内脏器官的血流灌注。

6.糖皮质激素的应用:严重感染性休克患者往往存在肾上腺皮质功能不全,对于经足量液体复苏后仍需使用血管活性药物维持血压的感染性休克患者,推荐使用糖皮质激素,糖皮质激素不推荐使用大剂量。通常选择氢化可的松,200～300 mg/d,分3次给药。无休克的全身性感染患者,不推荐使用糖皮质激素[4]。

▌四、参考文献

[1]BIGATELLO L M,ALAM H B,ALLAIN R M.麻省总医院危重病医学手册[M].杜斌,主译.2版.北京:人民卫生出版社,2017,482-491.

[2]DELLINGER R,PHILLIP,SCHORR C A,et al. A users' guide to the 2016 surviving sepsis guidelines foreword[J]. Intensive Care Medicine,2017,43(3):299-303.

[3]中国医疗保健国际交流促进会急诊医学分会,中华医学会急诊医学分会,中国医师协会急诊医师分会,等.中国脓毒症早期预防与阻断急诊专家共识[J].中国急救医学,2020,40(7):577-588.

[4]ALLEN J M,FEILD C,SHOULDERS B R,et al. Recent updates in the pharmacological management of sepsis and septic shock:a systematic review focused on fluid resuscitation, vasopressors, and corticosteroids[J]. Ann Pharmacother,2019,53(4):385-395.

案例来源:陆军特色医学中心急诊医学科,龙锐,Email:drlongrui@163.com

附:感染性休克案例教学方案指导

【教学目标与适用对象】

适用人群:急诊医学专业研究生、临床医学本科生。

掌握:感染性休克的临床表现、诊断及鉴别诊断、治疗原则。

熟悉:感染性休克的常见病因,感染性休克、脓毒症、脓毒性休克的定义区别及发生机制,三版国际脓毒症诊断标准。

【教学内容】

1.感染性休克的发生机制、临床表现、诊断及鉴别诊断、治疗原则。

2.感染性休克、脓毒症、脓毒症休克的定义区别。

3.《中国脓毒症/脓毒性休克急诊治疗指南(2018)》。

4.《脓毒症与脓毒性休克处理国际指南》。

5.脓毒症早期目标导向治疗策略。

6.三版国际脓毒症诊断标准及其诊断效能。

【课堂计划】

教学方法:以问题为导向的互动式教学,预计时间45 min。

学员提前预习:感染性休克、脓毒症、脓毒性休克相关内容[《内科学》和《外科学》教材、《中国脓毒症/脓毒性休克急诊治疗指南(2018)》、《脓毒症与脓毒性休克处理国际指南》]。

1.案例导课,介绍案例基本情况,引出问题一:该患者可能的诊断是什么? 引导学生进行讨论(分组讨论5~10 min)。

思路:老年女性,急性起病。结肠穿孔术后26 d,呼吸困难1 d,病程中出现发热,无新型冠状病毒感染流行病学史,新型冠状病毒感染核酸检测阴性。体温 38.6 ℃,脉率快,血压低,烦躁,腹部切口感染征象。诊断应首先考虑感染性休克。

2. 引出第二个问题:需要在急诊室首先进行哪些操作(分组讨论 5~10 min)?

思路:针对感染性休克诊断,进行中心静脉穿刺置管、容量复苏,腹部切口引流液、痰液取样进行培养+药敏试验,PICCO 监测血流动力学。腹部切口引流液培养出大肠埃希菌,阿米卡星、亚胺培南、美罗培南、厄他培南、哌拉西林他唑巴坦敏感。痰液培养提示泛耐药肺炎克雷伯菌亚种,亚胺培南中介。

3. 引出第三个问题:需要进一步完善哪些辅助检查(分组讨论 5~10 min)?

思路:完善动脉血气分析提示 pH 7.38,PaO_2 146 mmHg,$PaCO_2$ 27 mmHg,K^+ 5.3 mmol/L,Lac 2.0 mmol/L;血常规示白细胞 12.46× 10^9/L、血红蛋白 84 g/L、中性粒细胞百分比 88.6%;降钙素原 3.17 ng/mL。需要进一步完善肝肾功能、凝血功能检查,完成 GCS 评分,以进行 SOFA 评分,SOFA 评分对于发现器官功能衰竭及做出脓毒症诊断有重要意义。患者术后 26 d,伴呼吸困难和发热,听诊双肺呼吸音粗,有必要完善胸腹部 CT 检查。

4. 引出第四个问题:诊断明确后,如何治疗?

思路 1:早期液体复苏是感染性休克治疗重要的治疗措施之一。尤其是感染性休克早期,需要大量液体复苏,通常在早期给予 1~3 L 晶体液,或 30 mL/kg。当输入大量晶体液后,需要给予一定量的胶体液以维持渗透压。

思路 2:积极控制感染源尤为重要,因此,该患者在夜间急诊全身麻醉下进行了腹壁清创术+VSD,并留取标本进行微生物培养。

思路 3:严重感染性休克患者往往存在肾上腺皮质功能不全,因此,对于经足量液体复苏后仍需使用血管活性药物维持血压的感染性休克患者,推荐使用糖皮质激素,糖皮质激素不推荐使用大剂量。通常选择氢化可的松,200～300 mg/d,分3次给药。

【临床思考】

感染性休克患者的容量和内环境管理包括哪些要素? 如何进行容量和内环境管理?

案例 5

一例过敏性休克患者的诊治

摘要:患者男,33岁,因"突发呼吸困难,恶心,呕吐 10 min"入院。因"右眼黄斑病变,右眼角膜云翳,双眼屈光不正"在眼科行眼底荧光血管造影,注入荧光素钠注射液 5 mL 后突然出现呼吸困难,喘息,恶心,呕吐,测血压 85/47 mmHg,心率 140 次/min,伴全身大汗,皮肤潮红。立即给予肾上腺素 0.5 mg 皮下注射,地塞米松 10 mg 静脉注射,异丙嗪 25 mg 肌内注射,补液,吸氧等治疗,经治疗后患者病情好转出院。1 周后随访,患者健康状况好。

关键词:过敏性休克;糖皮质激素;肾上腺素

过敏性休克是指机体接触过敏原后,通过免疫机制快速触发的一种程度严重的全身性过敏反应,若不及时处理,常可危及生命。过敏性休克有两大特点:一是休克表现,烦躁不安、面色苍白、脉速而弱,四肢湿冷、发绀,意识不清,血压迅速下降乃至测不出;二是在休克出现之前或同时,伴有一些过敏相关症状,如皮肤潮红、瘙痒,继而广泛的荨麻疹和(或)血管神经性水肿,还可出现喷嚏、鼻涕、声音嘶哑、咽喉堵塞感、胸闷、喘息等[1]。过敏性休克多为 I 型变态反应。药物是最常引发过敏性休克的原因,某些食物(如海鲜、蛋和牛奶)、昆虫叮咬等也可能引起过敏性休克。

一、病案介绍

1. 入院病史：患者男，33 岁，因“突发呼吸困难，恶心，呕吐 10 min”于 2020-04-07 就诊。10 min 前，患者因“右眼黄斑病变，右眼角膜云翳，双眼屈光不正”在眼科行眼底荧光血管造影，注入荧光素钠注射液 5 mL 后出现呼吸困难、喘息、恶心、呕吐，测血压 85/47 mmHg，心率 140 次/min，伴全身大汗，皮肤发红。无意识障碍、头痛、发热、咳嗽、胸痛、胸闷，无心前区压榨感、紧迫感。无腹痛、腹泻、腹胀。无背部撕裂样疼痛等。立即送入急诊医学科。既往体健，否认“高血压、糖尿病、冠心病、慢性支气管炎、甲状腺功能亢进”等病史，否认“肝炎、肺结核”等传染病史，否认外伤、手术史，否认输血史，预防接种史不详，否认药物、食物过敏史。体检：T 36.7 ℃，P 105 次/min，BP 86/43 mmHg，R 25 次/min，SpO$_2$ 99%。推入抢救室，神清，急性病容，呼吸急促，全身多处潮红，未见皮疹。双侧瞳孔直径约 0.3 cm，对光反射灵敏，伸舌居中。双肺呼吸音清晰，未闻及干湿啰音，心律齐，未闻及杂音。腹部无压痛，无肌紧张。四肢肌力Ⅴ级，肌张力正常，角膜反射、跖反射存在，下肢病理征（-）。辅助检查：急诊床旁心电图“窦性心动过速，未见明显 ST 段抬高、压低，未见 T 波倒置及病理性 Q 波”；心肌损伤标志物：cTnI 0.001 ng/mL，CK-MB 0.939 ng/mL，Myo 28.6 ng/mL，NT-proBNP 28.6 pg/mL；血气分析：pH 7.55，PaO$_2$ 128 mmHg，PaCO$_2$ 25 mmHg，Na$^+$ 135 mmol/L，K$^+$ 4.0 mmol/L，AB 21.9 mmol/L，SB 26.1 mmol/L，Lac 3.3 mmol/L。血常规、血糖、肝肾功能、电解质、凝血功能均无明显异常。

2. 诊治经过：初步诊断为过敏性休克。立即开放静脉通路，予肾上腺素 0.5 mg 皮下注射，地塞米松 10 mg 静脉注射，异丙嗪 25 mg 肌内注射，补液，吸氧，心电监护等处理，患者病情缓解，建议继续急诊留院观察，患者及家属签字离院。最后诊断：过敏性休克。

二、讨论分析

1. 病例特点:①青年男性,急性起病。②因在眼科行眼底荧光血管造影,注入荧光素钠注射液 5 mL 后"突发呼吸困难,恶心,呕吐 10 min"就诊,伴呼吸急促,喘息,大汗。③无新型冠状病毒感染流行病学史。④T 36.7 ℃,P 105 次/min,BP 86/43 mmHg,R 25 次/min,SpO$_2$ 99%。患者意识清,急性病容,呼吸急促,全身多处潮红,未见皮疹。⑤心电图"窦性心动过速";血气分析:pH 7.55,PaO$_2$ 128 mmHg,PaCO$_2$ 25 mmHg,Na$^+$ 135 mmol/L,K$^+$ 4.0 mmol/L,AB 21.9 mmol/L,SB 26.1 mmol/L,Lac 3.3 mmol/L;余辅助检查无明显异常。

2. 诊断:过敏性休克。依据:①青年男性,急性起病。②因 10 min 前在眼科行眼底荧光血管造影,注入荧光素钠注射液 5 mL 后突发呼吸困难,恶心,呕吐,伴呼吸急促,喘息,大汗。③体检:P 105 次/min,BP 86/43 mmHg,R 25 次/min,SpO$_2$ 99%。急性病容,呼吸急促,全身多处潮红。④辅助检查:心电图"窦性心动过速";血气分析:pH 7.55,PaO$_2$ 128 mmHg,PaCO$_2$ 25 mmHg,AB 21.9 mmol/L,SB 26.1 mmol/L,Lac 3.3 mmol/L。⑤抗过敏治疗有效。

3. 处理方案及理由:肾上腺素 0.5 mg 皮下注射,地塞米松 10 mg 静脉注射,异丙嗪 25 mg 肌内注射,补液,吸氧,心电监护等处理。肾上腺素通过 β 受体效应使痉挛的支气管快速舒张、心肌收缩力增强增加心输出量,通过 α 受体效应使外周血管收缩以提升血压。糖皮质激素具有免疫抑制、抗炎、抗休克作用,还具有较强的抗变态反应作用,同时还能扩张支气管。异丙嗪能竞争性阻断组胺 H$_1$ 受体而产生抗组胺作用,对抗组胺所致毛细血管扩张,降低毛细血管通透性,减少渗出,还能缓解支气管平滑肌痉挛[2]。过敏性休克由于血管通透性增加、渗出,导致有效循环血量不足,须进行补液以维持有效组织灌注。

三、案例总结

1. 过敏性休克机制:患者为Ⅰ型变态反应,是造影剂致敏原和抗体作用于致敏细胞,释放组胺、血小板激活因子等血管活性物质引起外周血管扩张、毛细血管床扩大、血浆渗出,血容量相对不足,同时因喉头水肿、支气管痉挛等使胸内压力增高,致回心血量减少,心排血量降低。过敏性休克首先是立即停用或脱离可疑的过敏原或致敏物质。

2. 甲强龙、氢化可的松和地塞米松的选择:

(1)氢化可的松属内源性激素,在体内不需要转化,使用剂量大,推荐使用于脓毒血症引起的感染性休克。

(2)甲强龙属外源性激素,在体内需要经过肝转化,中效弱效,主要分布于肺部,ARDS时推荐使用,可减少肺间质水肿,防止肺纤维化。

(3)地塞米松亦属于外源性激素,在体内需要经过肝转化,长效,与糖皮质激素受体结合力强于氢化可的松和甲强龙,抗炎效力强,作用时间长。

地塞米松在皮肤小血管分布浓度高,组织穿透力强,可有效减少渗出,缓解皮肤充血症状,对过敏性休克尤为适用。地塞米松在抢救车或抢救箱里是常备药,药物来源比甲强龙方便。另外地塞米松不用稀释,直接抽出便可静脉注射,也可以赢得时间,而甲强龙是粉剂需要稀释后推注。甲强龙起效时间更快,对于过敏性休克选用地塞米松还是甲强龙,临床上意见尚不统一。

3. 肾上腺素的应用:肾上腺素是抢救过敏性休克的首选药物,但也是一把双刃剑。一旦决定给予肾上腺素,无论是皮下注射还是静脉注射,均要充分考虑给药的风险。在大多数严重过敏反应情况下,皮下注射肾上腺素是首选的给药途径。

▮ 四、参考文献

[1] HASHIMOTO M，BOKU A S，TACHI N，et al. Two cases of rocuronium - induced anaphylaxis/anaphylactic shock successfully treated with sugammadex[J]. Anesth Prog，2019，66(3)：151-155.

[2] LIU F C，CHIOU H J，KUO C F，et al. Epidemiology of anaphylactic shock and its related mortality in hospital patients in Taiwan：a nationwide population-based study[J]. Shock，2017，48(5)：525-531.

案例来源：陆军特色医学中心急诊医学科，龙锐，Email：drlongrui@163.com

附：过敏性休克案例教学方案指导

【教学目标与适用对象】

适用人群：急诊医学专业研究生、临床医学本科生。

掌握：过敏性休克的临床表现、诊断及鉴别诊断、治疗原则。

熟悉：过敏性休克的常见病因及发生机制。

【教学内容】

过敏性休克的常见原因、发生机制、临床表现、诊断及鉴别诊断、治疗原则。

【课堂计划】

教学方法：以问题为导向的互动式教学，预计时间45 min。

学员提前预习：过敏性休克相关内容(《内科学》和《急诊医学》教材)。

1.案例导课，介绍案例基本情况，引出问题一：该患者可能的诊断是什么？引导学生进行讨论(分组讨论5~10 min)。

思路:青年男性,急性起病。因在眼科行眼底荧光血管造影,注入荧光素钠注射液 5 mL 后"突发呼吸困难,恶心,呕吐 10 min"就诊,伴呼吸急促,喘息,大汗。P 105 次/min,BP 86/43 mmHg,R 25 次/min,急性病容,呼吸急促,全身多处潮红。诊断应首先考虑过敏性休克。

2. 引出第二个问题:需要采取哪些措施(分组讨论 5～10 min)?

思路:针对过敏性休克,予肾上腺素 0.5 mg 皮下注射,地塞米松 10 mg 静脉注射,异丙嗪 25 mg 肌内注射,补液,吸氧,心电监护等处理。因过敏性休克可出现喉头水肿和支气管痉挛,需要做好气管插管和气管切开的准备。

3. 引出第三个问题:需要进一步完善哪些辅助检查(分组讨论 5～10 min)?

思路:完善相关辅助检查的目的是进一步系统评估病情和做出鉴别诊断。动脉血气分析:pH 7.55,PaO_2 128 mmHg,$PaCO_2$ 25 mmHg,AB 21.9 mmol/L,SB 26.1 mmol/L,Lac 3.3 mmol/L,余辅助检查无明显异常。提示患者组织灌注不足,存在过度通气、呼吸性碱中毒。在积极抗过敏、补液等处理后组织灌注不足、过度通气和呼吸性碱中毒随即改善。

4. 对过敏性休克的发生机制、药物作用机制及药物选择展开讨论。

【临床思考】

过敏性休克的鉴别诊断有哪些?

案例 6

一例腹痛致休克患者的诊治

摘要：患者女,35 岁,因"持续性腹痛、腹胀 4 h"入院。初步诊断为盆腔炎;留院观察。腹部查体中上腹部深压痛、反跳痛,无肌紧张。HCG、心电图、淀粉酶、腹部立/卧位片均正常;因腹痛持续不缓解,决定行全腹部增强 CT 检查,检查完成后患者突发意识淡漠,烦躁不安,面色苍白,四肢冰凉,血压 52/43 mmHg。考虑造影剂药物过敏,过敏性休克,立即进行抗休克治疗,但抗休克治疗效果较差,患者生命体征纠正不明显。腹部 CT 示中上腹部多发积血,造影剂渗出,考虑活动性出血。肠系膜上动脉分支动脉瘤形成。在积极纠正失血性休克的同时,交手术室行介入止血联合剖腹探查手术治疗。术后患者恢复良好,1 年后电话随访,患者腹痛未复发,饮食、大小便正常。

关键词：动脉炎;休克;腹痛

肠系膜动脉瘤(MAA)破裂引起的失血性休克在临床上很少见。本文旨在提醒急诊医务人员加强对该病重要性的认识。通过展示本病的诊断和治疗要点,减少误诊或漏诊的可能性。

一、病案介绍

1.入院病史：患者女,35 岁,已婚,因"持续性腹痛、腹胀 4 h"入院。入院前4 h,无明确诱因突发全腹疼痛,阵发性加剧,无恶心、呕吐,无呕血、黑便,无畏寒、发热、尿频、尿急。在当地医院行腹部彩超检查未见异常,予山莨菪碱(654-2)解痉治疗后回家;2 h后症状无缓解再次到医院行腹部彩超检查提示盆腔积液,血常规:WBC 12.9×10^9/L,中性粒细胞百分数80.7%,红细胞(RBC) 4.73×10^9/L,血红蛋白(Hb)139 g/L,血小板(PLT) 201×10^9/L;尿液人绒毛膜促性腺激素(HCG)阴性,考虑"盆腔炎",给予抗炎、解痉治疗后,缓解不明显。入院时体检:痛苦面容,T 36.5 ℃,P 72 次/min,R 20 次/min,BP 146/72 mmHg;腹部无膨隆,无腹壁静脉曲张,未见肠型、蠕动波,腹平,中上腹部轻度深压痛,轻微反跳痛,无肌紧张。腹部彩超示:右下腹部局限性积液;查血尿淀粉酶正常;心电图正常;腹部立/卧位片未见异常。

2.诊治经过:因腹痛原因不清,以腹痛待查(可疑急性胰腺炎、急性阑尾炎)留院观察。患者于留观8 h后,进一步行全腹部增强CT检查,检查完成后数分钟突发意识淡漠、烦躁不安、面色苍白、四肢冰凉,BP 52/43 mmHg,考虑"造影剂过敏"所致的"过敏性休克"。立即给予肾上腺素、异丙嗪、地塞米松等抗过敏治疗,加快补液速度,患者意识状况逐渐恢复,BP维持在(90～100)/(40～50)mmHg;20 min后患者再次出现意识淡漠、烦躁、血压测不出,立即给予深静脉置管,羟乙基淀粉200/0.5 氯化钠注射液、林格液补液扩容,多巴胺、间羟胺升压等治疗,行诊断性腹穿,抽出不凝血。全腹部CT增强(图6-1、图6-2)显示:中上腹部多发积血,右侧较多,左侧造影剂渗出潴留,考虑活动性出血;肠系膜上动脉分支动脉瘤形成,并与左侧结肠动脉相通,左侧肠系膜下动脉分支——左侧结肠动脉迂曲增粗并瘤样扩张,考虑血管发育畸形,肠系膜上动脉起始部及中远段及肠系膜下动脉中段多处管壁节段性增厚,考虑"动脉炎"可能。在积极抗休克的同时,先行肠系膜上动脉造影检查,拟行介入止血术,造影结果显示造影剂显影不良(图6-3),因考虑出血量大压迫血管所致肠系膜上动脉显影不清,介入止血成功概率小,遂中转行剖腹探查术。术中见腹腔内大量新鲜不凝血及凝血块,量约5 000 mL,横结肠系膜大量淤血坏死,系膜质脆,多处系膜渗血;左横结肠系膜血管明显增粗,有2处破口伴活动性出血,修补缝合不成功,遂行破裂肠系膜血管结扎。术中输全血3 400 mL,自体血回收1 700 mL,血浆1 600 mL,冷沉淀20 U。术后11 h因出现心率快、血压下降,考虑再次出血,行剖腹探查,见腹腔内约2 000 mL出血,活动性出血位于结肠肝区系膜内处,遂行破裂段肠系膜血管缝扎止血、坏死肠段切除术。术后经止血、监护、全身支持、抗感染等治疗,痊愈出院。病理报告显示:管壁变性坏死,化脓性炎(图6-4)。

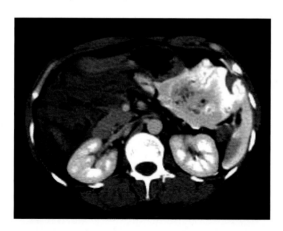

图6-1　腹腔内大量活动性出血、血凝块

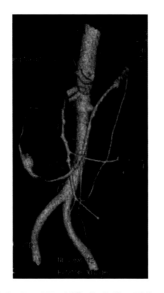 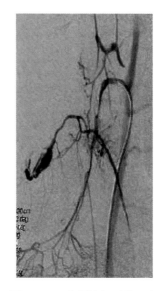

图6-2 肠系膜动脉炎,局部动 图6-3 造影剂显影不良
脉瘤形成

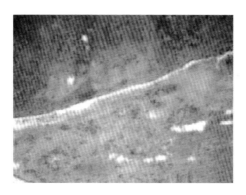

图6-4 瘤体血管病理切片

二、讨论分析

MAA 是一种少见且严重威胁患者生命的血管疾病,国外文献报道发病率仅为0.1%~2%,尸检发现率为1/12 000,诊断正确率仅2.4%,MAA 破裂率约为38%,破裂后病死率达30%~90%;非手术治疗的病死率为100%,手术治疗的病死率为11.1%~

28.5%;其病因包括感染、动脉粥样硬化、动脉弹力纤维发育异常等[1]。患者血管壁结构改变是一种少见的非特异性动脉炎,主要侵犯主动脉及分支,以青年女性多见,早期症状缺乏特异性,极易误诊。诊断主要依靠高分辨率 CT 检查或数字减影血管造影 DSA,CT检查方便、迅速、安全,易为患者接受。疾病早期影像学表现为动脉壁增厚,晚期管腔狭窄、闭塞及动脉瘤形成;早期或活动期大动脉呈非特异性炎症,可累及一段动脉,呈非"跳跃式"发展,受累动脉管壁均匀增厚,呈"双环征",增强时"内环"呈低密度,"外环"呈高密度,管壁无强化、平扫管壁密度增高或伴钙化提示为非活动期[2]。目前,内脏动脉瘤的影像学诊断标准是发生于腹主动脉所属各内脏动脉及其分支局限性增粗膨大,其最大宽径为膨大前正常动脉直径的 1.5 倍以上[3]。刘玉清等按病变的性质将动脉炎分为 A 型狭窄-阻塞型、B 型扩张(含动脉瘤)型、C 型混合型。本例患者系C 型。

针对内脏动脉瘤的治疗为人工血管、自体静脉置换术或腔内人工血管支架隔绝术等,术后辅以激素与免疫抑制治疗[4]。在患者生命体征稳定的前提下,可行介入治疗;介入治疗中出现病情变化或难以继续进行时,应立即中转剖腹手术探查,术中根据病变及患者对手术的耐受情况,选择血管结扎、血管重建等手术方式。本例患者病变血管直接缝合条件较差,在不影响肠管血循环的情况下,选择血管结扎切断、止血等措施挽救生命,效果满意。

此例患者行二次手术是必然的:①闭塞坏死血管再通出血,需结扎止血或介入栓塞;②对可疑的坏死肠管,经 12 ~ 24 h 的灌注,再判断决定是否行肠管切除[5],亦是我们第一次探查发现肠管可疑坏死,没有立即切除的原因。

三、案例总结

此类患者病情发展凶险,休克发生率高,早期明确诊断是治疗成功的关键;腹痛是最早、最常见的症状,急诊科医师需加强对本病的认识和对病情的动态观察,才能减少漏诊、误诊的发生;在病情观察过程中,如突然出现意识改变、血压下降、腹痛加重等情况时,高度怀疑动脉瘤破裂出血的可能,应争分夺秒地抢救,挽救患者生命。

四、参考文献

[1]卿国忠,陆煜.自发性肠系膜动脉瘤破裂1例报告[J].中南医学科学杂志,2012,40(6):632-634.

[2]宋振强,刘鸿亮,时玉春.64排CT血管造影及三维重建在大动脉炎诊断中的应用[J].河南大学学报(医学版),2011,30(1):76-78.

[3]潘小舟,费西平,张应和,等.MSCTA在诊断内脏动脉瘤中的临床应用价值[J].影像诊断与介入放射学,2011,20(2):83-85.

[4]虞冠锋.炎性动脉瘤的诊断与治疗要点[J].外科理论与实践,2009,14(3):278-280.

[5]范如英.缺血性肠病诊治进展[J].中国医师进修杂志,2011,34(增刊):134-136.

案例来源:陆军特色医学中心急诊医学科,刘春光,Email:jeakey09@163.com

附:肠系膜动脉瘤自发破裂出血案例教学方案指导

【教学目标与适用对象】

适用人群:急诊医学专业研究生、临床医学本科生。

掌握:肠系膜动脉瘤的临床表现、诊断及鉴别诊断、分型、治疗原则。

熟悉:肠系膜动脉瘤自发破裂出血的病因、诱因、手术治疗。

【教学内容】

1. 肠系膜动脉瘤的临床表现、诊断及鉴别诊断、分型、治疗原则。

2. 肠系膜动脉瘤自发破裂出血的病因、诱因、手术治疗。

【课堂计划】

教学方法：以问题为导向的互动式教学，预计时间 40 min。

学员提前预习：肠系膜动脉瘤的相关内容（《急诊医学》教材、《肠系膜动脉瘤诊断与治疗规范中国专家共识》等）。

1. 案例导课，介绍案例基本情况，引出问题一：该患者可能的诊断是什么？引导学生进行讨论（5～10 min）。

思路 1：中年女性，急性起病，已婚，既往体健，突发持续性腹痛、腹胀应引起重视，问诊过程中应仔细询问发病的时间、月经史、性生活史、饮酒史等以利于疾病的诊断。

思路 2：临床中常见的急腹症有哪些？急性阑尾炎、急性胆囊炎、急性胰腺炎、泌尿系统结石、盆腔炎、宫外孕、卵巢扭转等。

2. 引出第二个问题：如何明确诊断（5～10 min）？

思路：肠系膜动脉瘤的鉴别诊断，腹主动脉夹层、脾梗死、肾梗死、肠系膜动脉栓塞等腹部缺血性疾病。

给出腹部 CTA 结果（图片高清、典型的肠系膜动脉瘤的图像）。

3. 引出第三个问题：结合检查结果，该患者的明确诊断是什么（5～10 min）？

思路：诊断明确，是否合并其他重要器官并发症可能。

4. 引出第四个问题：下一步需如何处理？

思路：抗休克的同时急诊进行手术治疗。手术包括介入及剖腹探查两种。

【临床思考】

在休克救治和急诊手术时机上如何决策？

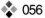

案例 7

一例重症急性胰腺炎患者的诊治

摘要:患者女,67岁,因"持续性腹痛2 d,无尿12 h"入院。平素体健,无基础疾病,发病诱因不详,以腹痛为主要临床表现,查血淀粉酶、血清脂肪酶明显升高,腹部增强CT提示急性胰腺炎、胆道结石,故诊断急性胰腺炎明确,胆源性胰腺炎可能性大。入院时生命体征平稳,但病情进展极为迅速,急诊治疗过程中出现无尿且很快出现循环不稳定、急性呼吸窘迫综合征、多器官功能衰竭、腹腔间隔室综合征,病情进展至呼吸、心搏骤停,积极心肺复苏后自主心律恢复,后经积极治疗后病情无好转,最终家属放弃治疗后死亡。

关键词:重症急性胰腺炎;早期液体复苏;多器官功能衰竭

急性胰腺炎(AP)是一种以胰腺急性炎症和组织学上腺泡细胞破坏为特征的疾病,是急诊科常见急症之一,常常由局部发展累及全身器官及系统而成为重症急性胰腺炎(SAP)。全世界AP年发病率高,且呈逐渐上升的趋势。80%~85%的患者为轻症急性胰腺炎(MAP),病程呈自限性,病死率小于1%~3%,约20%的患者会发展为中度或重症胰腺炎,病死率可达13%~35%。SAP易出现多器官功能衰竭,病情凶险,死亡率高[1]。现将我科经治的一例SAP患者,结合文献进行分析,以提高对该病的诊治水平,降低病死率。

一、病案介绍

1. 入院病史:患者女,67岁,因"持续性腹痛2 d,无尿12 h"于2021-11-20 10:30急诊入院。入院2 d前,患者进食后出现腹痛,以中上腹为主,疼痛向左上腹及两侧腰背部放射,伴有呕吐少许胃内容物,无黄疸、纳差、畏寒、发热等病史,自服"金钱草颗粒1包、柴胡颗粒1包、黄连素片4粒"后自觉症状稍缓解,未至医疗机构就诊。入院前1 d,患者腹痛症状加重,为全腹部持续性胀痛伴阵发性加剧,疼痛向脐周及两侧腰背部放射,伴呕吐,呕吐物为胃内容物,遂至我院急诊科(2021-11-19 17:30)就诊,就诊时测生命体征:T 36.7 ℃,P 94次/min,BP 119/80 mmHg,R 18次/min,SpO$_2$ 99%(未吸氧),全腹部增强CT提示:急性胰腺炎,炎症累及十二指肠降段及水平段;胆总管下段结石,肝内外胆管扩张;胆囊结石;腹盆腔少量积液(图7-1)。血淀粉酶4 545.60 U/L;血清脂肪酶4 932.88 U/L;血钾2.94 mmol/L;心肌损伤标志物:cTnI 0.057 ng/mL,CK-MB 20.9 ng/mL,Myo 1 000 ng/mL。2021-11-19 18:18血气分析:pH 7.38,PaO$_2$ 69 mmHg,PaCO$_2$ 40 mmHg,K$^+$ 2.9 mmol/L,Na$^+$ 138 mmol/L,HCO$_3^-$ 23.7 mmol/L,Lac 2.5 mmol/L。治疗上给予禁食水、留置导尿、监测尿量、补液扩容、奥曲肽抑酶、西咪替丁抑酸、左氧氟沙星抗感染、止痛、稳定内环境等处理,经治疗患者腹痛症状无缓解,且监测尿量无尿,患者逐渐出现喘累不适,心率、呼吸逐渐增快,于2021-11-20 09:15查房,测生命体征示:T 36.5 ℃,P 161次/min,BP 125/79 mmHg,R 30次/min,SpO$_2$ 96%(鼻导管吸氧3 L/min)。2021-11-20 09:20血气分析(鼻导管吸氧3 L/min):pH 7.13,PaO$_2$ 159 mmHg,PaCO$_2$ 20 mmHg,K$^+$ 6.3 mmol/L,Na$^+$ 136 mmol/L,HCO$_3^-$ 6.7 mmol/L,Lac 9.7 mmol/L。立即给予快速补液扩容,请会诊后收ICU住院治疗。入院后体检:患者呈嗜睡状态,T 36.1 ℃,P 160次/min,R 42次/min,血压

112/68 mmHg［间羟胺 5 μg/（kg·min）］，SpO$_2$ 90%（面罩吸氧 4 L/min）。双侧瞳孔直径0.4 cm，对光反射灵敏，呼吸急促，呈浅快呼吸状态，双肺未闻及明显干湿啰音。心率快，律齐，各瓣膜未闻及明显病理性杂音。腹部膨隆，腹部张力高，腹肌紧张，全腹压痛、反跳痛明显，移动性浊音阴性，肠鸣音消失。四肢皮肤湿冷，下肢足背动脉搏动未扪及，股动脉搏动弱。四肢花斑明显，以双下肢为主。入院诊断：①急性重症胰腺炎；②多器官功能衰竭，急性呼吸窘迫综合征、急性肾衰竭、急性肝损伤；③腹腔间隔室综合征；④胆总管下段结石伴胆道扩张；⑤胆囊结石。

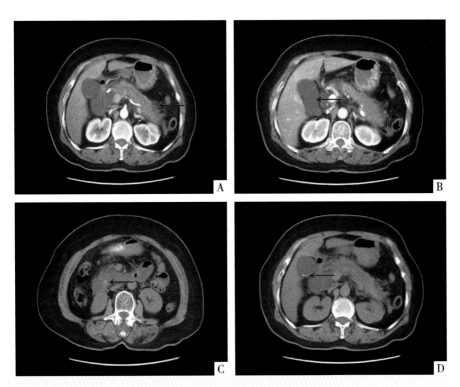

　　A、B.胆囊增大，胆总管增粗，胰腺肿胀，胰腺周围渗出明显。C、D.分别可见胆总管结石及胆囊结石。

图7-1　全腹增强CT

　　2.诊治经过：入院后重症监护，患者呼吸衰竭，休克程度重，严重代谢紊乱,腹腔高压。立即予气管插管及呼吸机辅助呼吸,中心静脉穿刺置管、液体复苏,结合患者无尿、高钾,予 CRRT 治疗、PICCO 监测、抗感染、抑制胰酶活性、抑制胰腺分泌、控制心室率、抑酸、抗炎、纠正酸碱失衡等治疗。辅助检查:复查血气分析(FiO$_2$ 50%)提示 pH 6.87,PaO$_2$ 85 mmHg,PaCO$_2$ 33 mmHg,HCO$_3^-$ 3.7 mmHg,Lac 10.1 mmol/L,K$^+$ 6.2 mmol/L。白细胞 7.90×10^9/L、中性粒细胞百分数 81.5%、全血超敏 C 反应蛋白 88.00 mg/L;白细胞介素-6 1 522.00 pg/mL、降钙素原 13.57 ng/mL;白蛋白 19.6 g/L;尿素 7.90 mmol/L、肌酐 189.30 μmol/L、肾小球滤过率评估 30.10 mL/(min·L);D-二聚体测定 2 524.87 μg/L、凝血酶原时间 115.0 s。经治疗患者病情无明显好转,且腹胀明显增加,10:40 出现血压下降,为 64/31 mmHg,给予去甲肾上腺素持续微泵维持血压。15:03 复查血气分析(FiO$_2$ 70%)提示:pH 7.19,PaO$_2$ 66 mmHg、PaCO$_2$ 47 mmHg、Lac 15.3 mmol/L、BE$^-$ 9.7 mmol/L、HCO$_3^-$ 18 mmol/L,行腹腔压力监测为 44 mmHg,继续给予液体复苏治疗,患者腹腔高压,右股静脉置管血流受阻,遂调整至右颈内静脉血滤置管,继续行 CRRT。予以输注红细胞悬液 600 mL 提高红细胞携氧能力,血浆 600 mL、冷沉淀 10 U 补充凝血因子改善凝血功能。18:42 患者心率突然下降至 30 次/min、血压为 45/20 mmHg,双侧瞳孔等大正圆、直径约 5 mm、对光反射消失,立即给予胸外心脏按压、增加去甲肾上腺素剂量[2 μg/(kg·min)]、肾上腺素[2 μg/(kg·min)],18:43 心跳停止,血压测不出,大动脉搏动未扪及,继续予胸外心脏按压、肾上腺素 1 mg 静脉推注、碳酸氢钠纠酸,于 18:48、18:49、18:50 分别予肾上腺素 1 mg 静脉推注,但患者心率仍未恢复、血压仍测不出,18:51 予肾上腺素 2 mg 静脉推注,并持续胸外心脏按压,18:52 再次予肾上腺素 2 mg 静脉推注,18:53 予肾上腺素 2 mg 静脉推注,18:54 予肾上腺素 3 mg 静脉推注,18:55 予肾上腺素 4 mg 静脉推注,患者恢复自主心跳,为 110 次/min,血压

125/59 mmHg、氧饱和度88%,继续呼吸支持,维持循环,纠正内环境紊乱等治疗。患者病情危重,呼吸循环不稳定,多器官功能衰竭,积极与家属沟通病情,家属放弃抢救。

二、讨论分析

1. AP的常见病因:该患者因急性腹痛为主要表现而首先就诊于急诊科,患者的疾病诊断、鉴别诊断及早期治疗均在急诊科完成,因此,在急诊科早期诊断、规范化治疗、及早预测SAP的发生发展,以及并发症的出现至关重要。AP最常见的病因是胆道疾病、高甘油三酯血症、饮酒。其他不常见的病因包括药物、胰腺囊性恶性肿瘤、病毒感染、代谢因素、血管炎性、自身免疫性、妊娠、创伤、医源性因素等。该患者病因为胆道结石。

2. 临床表现:突然发作的腹痛,腹痛的性质为钝痛或锐痛,持久而剧烈,腹痛以上腹为多,可向背部、胸部、左侧腹部放射。发病常与饱餐、酗酒有关。可伴恶心、呕吐、腹胀、黄疸、发热、意识改变。体检:轻型患者呈不剧烈的上腹部深压痛及反跳痛。重型患者呈局限性腹膜炎或全腹腹膜炎表现,可有Grey-Turner征、Cullen征。诊断AP需要至少符合以下3个标准中的2个:①与发病一致的腹部疼痛;②胰腺炎的生化证据[血清淀粉酶和(或)脂肪酶大于正常值上限的3倍];③腹部影像的典型表现(胰腺水肿/坏死或胰腺周围渗出积液)。临床常见的急腹症都会有腹痛症状,血清淀粉酶和脂肪酶水平也可能轻度升高。AP需要与急性胆囊炎、消化性溃疡、消化道穿孔、缺血性肠病、肠梗阻、急性冠脉综合征、糖尿病酮症酸中毒、急性胸膜炎等疾病进行鉴别诊断。该患者主要表现为持续性腹痛,上腹部为主,逐渐发展为全腹部疼痛,疼痛向脐周及两侧腰背部放射,查体有腹膜炎体征,查血淀粉酶、血清脂肪酶3倍以上升高,腹部CT提示胰腺肿胀,胰周渗出明显,故诊断明确。

3. AP的救治过程:包括液体管理、镇痛镇静管理、抗生素使用、急诊ERCP、营养支持、脏器功能支持、局部并发症的处理、中医治疗等。在急诊科治疗过程中,早期液体复苏最为重要。早期液体复苏可优化组织灌注目标,而无须等待血流动力学恶化。前12～24 h早期积极的静脉补液是最有益的,对于改善组织氧合和微循环灌注具有关键性作用,不仅有助于保护胰腺的灌注,而且可以改善肾和心脏等脏器微循环,早期液体复苏伴有较低的胰腺坏死率、较小的多器官功能障碍综合征发生率和病死率。等渗晶体液是首选的液体。该患者主要表现为持续性腹痛,上腹部为主,查体有腹膜炎体征,故入院时即应高度怀疑急腹症,急性胰腺炎可能性最大,故应首先进行血常规、淀粉酶、脂肪酶、肝肾功能、血脂、血气分析等相关检查,同时禁食水,迅速开始常规补液治疗,等待检验结果。补液治疗不应该等待所有结果出来,诊断明确后才开始进行,而应该于患者入院后尽早进行。补液同时及时追踪结果,当淀粉酶、脂肪酶结果回示符合急性胰腺炎的诊断,应立即进行液体复苏。液体复苏的速度遵循"个体化、精准化、限制性"原则,必须根据患者的年龄、体重和先前存在的肾和(或)心脏状况调整液体量。该患者平素体健,活动耐量可,发病前每日尿量正常,既往无基础病史,预估平素心脏、肾功能良好,且患者发病已2 d,恶心、呕吐明显,血气分析提示乳酸水平升高,故初步评估该患者伴有早期休克及脱水。对于AP早期休克或伴有脱水的患者,建议入院24 h内液体速度为5～10 mL/(kg·h),其中最初的30～45 min内可按20 mL/(kg·h)的液体量输注,晶体液/胶体液=3∶1。早期液体复苏的目标:①中心静脉压8～12 mmHg;②平均动脉压≥65 mmHg;③每小时尿量≥0.5 mL/(kg·h);④混合静脉血氧饱和度≥70%[2]。血气分析检验结果迅速,且常常可反映患者的病情轻重、危重程度变化,对于急性胰腺炎患者应尽量完善血气分析,同时还应及时复查。

4.SAP的早期识别:AP患者出现持续性器官功能障碍和胰腺坏死感染时,病死率高,须予以高度重视。早期识别可能进展为重症的病例,并采取更积极的监护及治疗措施,有助于改善患者预后。实验室检查中的血细胞比容、血清尿素氮及C反应蛋白水平与疾病严重程度存在一定相关性,但准确性不佳。临床上曾提出多种评分系统来预测SAP发生,但均存在不足,不能满足临床需求。目前尚无准确的SAP预测系统,在此情况下,严密监测患者的生命体征、每小时补液量及尿量、乳酸水平、脏器功能至关重要。该例患者分诊时生命体征平稳,入急诊科后完善淀粉酶、脂肪酶、全腹部增强CT等检查后明确诊断,给予抑酸、抑酶、抗感染、止痛、补液等治疗。于近12 h后查房时监测心率161次/min,呼吸30次/min,生命体征极其不稳定,且监测尿量无尿,乳酸水平由2.5 mmol/L升至9.7 mmol/L,提示病情进展极为迅速,初步判断该患者为SAP,转入ICU治疗。该患者病情进展之快,始料未及,故过程中我们应该更加密切的关注患者的病情变化,尤其是心率的变化,每小时的补液量、尿量,动态复查血气分析,当发现心率逐渐增快,同时伴随无尿、乳酸升高时,应引起高度重视,尽早发现该患者可能为SAP,可更为迅速转入ICU治疗。

三、案例总结

本例患者为老年女性,平素体健,起病诱因不详,起病急,以腹痛为主要临床表现,通过生化检验及影像学检查确诊急性胰腺炎,治疗后病情进展至无尿、生命体征不稳定,收入ICU治疗后病情进一步恶化,最终患者死亡。通过本案例的学习,要求大家熟练掌握急性胰腺炎的概念、临床表现、鉴别诊断及规范化治疗。同时早期识别可能进展为重症的病例,严密监测患者的生命体征、每小时尿量、乳酸水平、脏器功能等,采取更积极的监护及治疗措施,提高患者的治愈率。

四、参考文献

[1]中华医学会外科学分会胰腺外科学组.中国急性胰腺炎诊治指南[J].中华外科杂志,2021,59(7):578-587.

[2]中华医学会急诊分会,京津冀急诊急救联盟,北京医学会急诊分会,等.急性胰腺炎急诊诊断及治疗专家共识[J].临床肝胆病杂志,2021,37(5):1034-1041.

案例来源:陆军特色医学中心急诊医学科、重症医学科,解朝焱,Email:825501592@qq.com

附:重症急性胰腺炎案例教学方案指导

【教学目标与适用对象】

适用人群:急诊、消化、重症医学专业研究生、临床医学专业住培生。

掌握:急性胰腺炎的临床表现、诊断及鉴别诊断、治疗原则。

熟悉:急性胰腺炎的早期液体复苏及早期识别可能发展为重症的胰腺炎。

【教学内容】

1.急性胰腺炎的临床表现、诊断及鉴别诊断、治疗原则。

2.急性胰腺炎的影像学表现。

3.《急性胰腺炎的急诊诊断和治疗专家共识》。

【课堂计划】

教学方法:以问题为导向的互动式教学,预计时间40 min。

学员提前预习:急性胰腺炎的相关知识(《实用内科学》《急性胰腺炎的急诊诊断及治疗专家共识》)。

1.案例导课,介绍案例基本情况,引出问题一:该患者诊断急性胰腺炎是否明确(分组讨论5～10 min)。

思路:老年女性,急性起病,主要表现为持续性腹痛,上腹部为主,逐渐发展为全腹部疼痛,疼痛向脐周及两侧腰背部放射,查体有腹膜炎体征,查血淀粉酶、血清脂肪酶3倍以上升高,腹部CT提示胰腺肿胀,胰周渗出明显,故诊断明确,引导学员掌握急性胰腺炎的诊断标准。

2. 引出第二个问题:该患者应与哪些疾病进行鉴别(分组讨论5～10 min)?

思路:该患者主要表现为持续性腹痛,查体有腹膜炎体征,故应与其他急腹症,以及胸部疾病进行鉴别,引导学员掌握急性胰腺炎的鉴别诊断。

3. 引出第三个问题:该患者在急诊科应如何进行早期治疗,早期治疗中最重要的是什么(分组讨论5～10 min)?

思路:引导学员掌握急性胰腺炎的治疗原则,重点掌握早期液体复苏的治疗时机、液体复苏的种类、补液速度、复苏的终点等内容。

【临床思考】

如何早期识别可能发展为重症的急性胰腺炎?

案例 8

一例急性腹痛患者的诊治

摘要：患者女，19 岁，因"腹痛 2 周，加重 3 h"入院。入院前 2 周患者出现下腹痛，于当地医院就诊，考虑为"急性盆腔炎"，予对症治疗后腹痛稍缓解；入院前 3 h，进食后持续右上腹痛，疼痛向右肩背部放射，深呼吸时加重。体检：T 36.2 ℃，HR 92 次/min，BP 108/77 mmHg，R 20 次/min，SpO$_2$ 99%。患者意识清，急性痛苦面容，双肺呼吸音清，未闻及明显干湿啰音，腹软，右上腹、中上腹压痛明显，下腹部轻压痛，无反跳痛、肌紧张，麦氏点无压痛，肠鸣音 3 次/min。既往体健；末次月经 2021-05-05，平素月经规律，白带多，未婚未育，有性生活。完善血常规、人绒毛膜促性腺激素、腹部增强 CT 等相关检验检查后，诊断"Fitz-Hugh-Curtis 综合征；盆腔炎"，给予莫西沙星抗感染治疗后腹痛缓解出院。

关键词：腹痛；Fitz-Hugh-Curtis 综合征；盆腔炎

Fitz-Hugh-Curtis 综合征（FHCS）是以肝包膜前部与脏腹膜粘连为特征的肝包膜周围炎。女性人群多发，常继发于盆腔炎、输卵管炎等妇科疾病，沙眼衣原体是其主要致病菌。临床上，在针对妇科炎症抗感染治疗过程中，FHCS 症状往往也随之缓解。因此，临床上对 FHCS 的关注度不高，容易发生漏诊误诊。现结合我科收治的 1 例 FHCS 患者，结合参考文献资料进行分析，通过阐述 FHCS 的病因、发病机制、临床特征、并发症、诊断、鉴别诊断与治疗,以期为临床诊治提供参考。

一、病案介绍

1. 入院病史:患者女,19 岁,因"腹痛 2 周,加重 3 h"于 2021-05-05 急诊入院。患者入院 2 周前出现下腹痛,于当地医院就诊,考虑"急性盆腔炎",予以对症治疗后稍缓解,3 h 前患者进食后出现持续右上腹痛,放射至右肩背部,疼痛剧烈,深呼吸时加重,伴恶心、呕吐,呕吐物为胃内容物,伴嗝逆、乏力、大汗,下腹疼痛、坠胀,无胸闷、胸痛等不适。大小便正常。体检:T 36.2 ℃,HR 92 次/min,BP 108/77 mmHg,R 20 次/min,SpO_2 99%。患者意识清,急性痛苦面容,双肺呼吸音清,未闻及明显干湿啰音,腹软,右上腹、中上腹压痛明显,下腹部轻压痛,无反跳痛、肌紧张,麦氏点无压痛,肠鸣音 3 次/min。既往史:无特殊。月经史:LMP 2021-05-05,平素月经规律,白带多,未婚未育,有性生活史。辅助检查:血常规示白细胞 $12.84×10^9$/L;肝功能、肾功能、血糖、电解质、血清淀粉酶、血清脂肪酶、凝血功能、HCG、腹部彩超、尿常规、心电图均未见明显异常。妇科彩超:盆腔少许积液。无痛胃镜:慢性非萎缩性胃炎。

2. 诊治经过:入院后初步诊断时主要考虑慢性非萎缩性胃炎、盆腔炎。予以抑酸护胃、头孢抗感染、止痛等治疗,患者腹痛无明显缓解,妇科体检:下腹压痛,无反跳痛、肌紧张,宫颈光滑,举痛明显,无摇摆痛;子宫前位,压痛明显;双侧附件区未扪及异常。进一步完善全腹增强 CT:肝右叶包膜下肝实质异常强化灶,不除外肝包膜炎所致,盆腔少量积液(图 8-1A)。阴道分泌物:沙眼衣原体阳性。结合患者症状、体征、辅助检查,考虑"FHCS 综合征",给予莫西沙星抗感染、抑酸护胃、止痛等治疗,患者腹痛明显缓解。

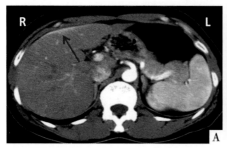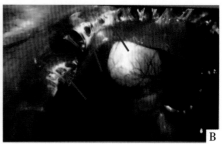

A.肝右叶肝包膜增厚强化明显,肝实质局限性强化(箭头显示肝包膜增厚强化明显);B.琴弦征(肝周围细丝样粘连,酷似小提琴的琴弦)。

图 8-1　腹部增强 CT

二、讨论分析

1. FHCS 发病机制、临床表现和治疗:

(1)病因:淋病奈瑟球菌、沙眼衣原体被认为是本病的致病菌。

(2)发病机制:淋病奈瑟球菌或沙眼衣原体感染致女性盆腔炎,感染由盆腔沿右结肠旁沟向上蔓延至腹腔在卧位时最低点即肝肾隐窝,继而引发肝周围炎。

(3)分期:FHCS 可分为急性期和慢性期,急性期时炎症轻者表现为:肝包膜充血、水肿、点状出血及少量纤维素性渗出。炎症重者肝表面有脓性渗出,膈下有炎性积液。慢性期除有急性期的表现外,早期可有局部或广泛的肝包膜纤维化、玻璃样变,在肝包膜与腹膜间形成松软粘连。晚期可见大量白色柱状粘连带,出现"琴弦征"(图 8-1B)。

(4)临床表现:右上腹与右季肋区疼痛,可放射至右肩胛部。深呼吸或体位改变可致疼痛加重为其重要特征。部分患者有不同程度的下腹坠胀、白带增多伴有腥味、月经不调等盆腔炎表现。少数患者因胸膜反应致右侧胸痛为主要表现[1]。

(5)并发症:异位妊娠、不孕、肠梗阻、胸腔积液等。

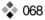

（6）诊断：患者有右上腹与右季肋区疼痛，且深呼吸或体位改变疼痛加重，结合腹部增强CT、实验室检验及腹腔镜检查诊断并不困难。

（7）鉴别诊断：与胆囊炎、胆囊结石、胸膜炎、急性胃炎、胰腺炎、膈下脓肿、肺栓塞、心肌梗死、气胸等疾病相鉴别。

（8）治疗：抗感染治疗为主。合并有盆腔炎等妇科疾病患者，应留取阴道分泌物培养，结合药敏结果选用敏感抗生素。此类患者多合并厌氧菌的混合感染，临床上常用的药物为四环素、盐酸多西环素、红霉素、阿奇霉素，以及磺胺甲基异噁唑等联合奥硝唑治疗；非继发于妇科炎症患者，其常见致病菌主要为大肠埃希菌等革兰氏阴性菌，也可为革兰氏阳性菌、厌氧菌，因此，选择莫西沙星等四代喹诺酮类广谱抗生素效果良好。一般疗程为2周。可根据病情适当选用静脉或口服给药途径。在用药前应采集病原学标本进行培养和药敏试验，以便于在经验性用药效果不佳时及时调整用药[2]。经正规非手术治疗后患者右上腹痛不能有效缓解者可行腹腔镜下粘连松解术，盆腹腔脓腔引流术。术后应用有效抗生素。

2. 青年女性急性腹痛患者：需详细询问病史、月经史及仔细查体，首先排除异位妊娠、消化道穿孔、胆结石、尿路结石等急腹症；针对有盆腔炎病史的患者需高度怀疑FHCS可能。FHCS患者疼痛的典型表现以牵拉痛、刺痛为主，部分患者可表现为右上腹隐痛，深呼吸及体位变化疼痛加重是其重要特征。

3. 女性盆腔炎导致右上腹疼痛：腹膜腔就像一个膜状的袋子，盛纳着各种脏器，在人平躺的时候，这个"袋子"有一个最低的位置，叫作肝肾隐窝，它位于肝右叶脏面和右肾及结肠肝曲之间，为仰卧位时腹腔的最低处，是腹膜腔内液体易积聚之处。当盆腔内的感染性液体集聚于肝肾隐窝处时，在肝上方的膈肌因呼吸而不停运动的"虹吸"作用，感染会在肝的表面散布，呈现水肿性改变，在增强CT上会显示肝包膜强化。

4.肝包膜上有脓性或纤维渗出物：早期在肝包膜与前腹壁腹膜之间形成松软粘连，所以如果手术介入，最好冲洗干净表面的脓液，将其表面的脓苔去除干净。如果非手术治疗，炎性分泌物会在晚期形成"琴弦"样粘连。粘连条索状结构大部分不会引起机体不适，但是与神经末梢密集区的膈肌粘连紧密时，会导致顽固性的跟呼吸相关的疼痛。当非手术治疗无效时，需行腹腔镜微创手术，可以将肝包膜表面的条索状结构松解[3]。

三、案例总结

本例青年女性患者，急性腹痛，以下腹部疼痛为首发表现，而后出现右上腹剧烈疼痛，腹部CT提示"肝包膜炎、盆腔炎"；阴道分泌物检查提示"沙眼衣原体阳性"。该患者临床症状、体征及影像学表现均较为典型。通过本案例学习，大家在平时接诊腹痛患者，尤其是生育期女性患者时需详细询问病史、仔细查体，警惕FHCS的可能，必要时行腹部增强CT、病原学检查，避免漏诊误诊。

四、参考文献

[1]王成林,郭学军,袁知东,等.肝脏周围炎的CT和MRI诊断[J].罕少疾病杂志,2009,16(2):19-23.

[2]王纯,陈东风.Fitz-Hugh-Curtis综合征研究进展[J].实用肝脏病杂志,2020,23(1):4.

[3]NISHIE A,YOSHIMITSU K,IRIE H,et al. Fitz-Hugh-Curtis Syn-drome. radiologic manifestation[J]. J Comput Assist Tomogr, 2003,27(5):786-791.

案例来源:陆军特色医学中心急诊医学科,陈锐蓝,Email：853250461@qq.com

附：Fitz-Hugh-Curtis 综合征案例教学方案指导

【教学目标与适用对象】

适用人群：急诊、消化专业研究生、临床医学专业住培生。

掌握：FHCS 的临床表现、诊断、鉴别诊断、并发症、治疗。

熟悉：FHCS 的病因、发病机制、病理分期。

【教学内容】

1. FHCS 的病因、发病机制、病理分期、临床表现、诊断、鉴别诊断、并发症、治疗。

2. 以腹痛为主要临床表现的常见疾病。

【课堂计划】

教学方法：以问题为导向的互动式教学，预计时间 40 min。

学员提前预习：FHCS 的相关知识。

1. 案例导课，介绍案例基本情况，引出问题一：该患者诊断可能是什么，引导学生进行讨论（分组讨论 5～10 min）。

思路1：青年女性，急性起病，以右上腹疼痛，深呼吸加重为主要临床表现，引导学生讨论可能引起右上腹痛的疾病。

思路2：该患者右上腹疼痛，下腹部疼痛坠胀，育龄期女性，急性起病，引导学生重视月经史及性生活史。

2. 引出第二个问题：如何明确诊断（分组讨论 5～10 min）？

思路：针对青年女性腹痛，需要做什么检查来明确，引导学员追根溯源寻找病因的临床思维。

3. 引出第三个问题：诊断 FHCS 的依据是什么（分组讨论 5～10 min）？

思路：引入 FHCS 的相关知识，将临床与患者基本情况结合起来。

4. 引出第四个问题:诊断明确后,如何治疗?

思路:引入 FHCS 的诊断和治疗相关内容。

【临床思考】

为何女性盆腔炎会导致肝区(右上腹)疼痛?

两例特殊肠梗阻患者的诊治

摘要：

案例 1：患者男，60 岁，因"腹痛、腹胀、肛门停止排便和排气"就诊于当地医院，在当地医院按"肠梗阻"住院治疗，病情无缓解，发病 4 d 后转来我院。全腹部增强 CT 检查：主动脉夹层（DeBakey Ⅲ）；肠系膜上动脉及肠道改变，考虑肠系膜上动脉夹层并血栓形成致小肠缺血性坏死、肠梗阻，因病情长达 4 d，估计小肠已广泛坏死，治疗效果不理想，多器官功能衰竭，严重感染发生率高，死亡风险高，患者家属签字拒绝手术治疗，自动出院返回当地。

案例 2：患者女，84 岁，因"腹痛、腹胀伴肛门停止排气、排便7 d"入院。6 d 前在当地医院住院治疗，诊断为"结石性胆囊炎"，给予输液非手术治疗无好转，转来我院，经全腹部增强 CT、胃镜、消化道碘水造影检查诊断为：胆石性肠梗阻、胆囊十二指肠瘘。肠梗阻导管胃肠减压、维持水和电解质平衡、抗感染等治疗后，病情缓解，择期在全身麻醉下行腹腔镜探查术、回肠切开取石术，术后转 ICU 住院治疗，病情好转出院，疗效满意。

关键词：肠梗阻；主动脉夹层；肠系膜上动脉血栓；胆囊十二指肠瘘

各种原因所引起的肠腔内容物通过障碍，称为肠梗阻，主要临床表现为痛、呕、胀、闭。肠梗阻是临床常见的急腹症，病情复杂多变。如能及时诊断和积极的治疗，大多可能终止病情的发展，最终治愈。现结合我科收治的两例特殊急性肠梗阻患者的诊疗过程分享如下，避免漏诊或误诊。

一、病案介绍

（一）案例1

1. 入院病史：患者男，60岁，因"腹痛、腹胀、肛门停止排便和排气"就诊于当地医院，入院诊断为"肠梗阻"，行留置胃管、胃肠减压、抗感染、补液、补充电解质、解痉、止痛、灌肠等对症治疗，病情无缓解，发病4 d后转来我院，于2020-12-04就诊于我院急诊外科。既往有"高血压、冠心病"病史，未正规服药治疗，无腹部手术史。体检：HR 114次/min，BP 153/80 mmHg，R 20次/min，腹软，全腹部压痛，全腹部未触及包块，肠鸣音减弱。辅助检查：WBC 13.63×10^9/L，PLT 47×10^9/L，淋巴细胞百分数6.5%，中性粒细胞百分数89.7%，嗜酸性细胞百分数0.3%，C反应蛋白>370 mg/L。腹部CT平扫见：小肠明显扩张，并可见液平，有"弹簧征"（图9-1）。全腹部增强CT检查：主动脉内膜撕裂，起始于升主动脉左锁骨下动脉起始处，止于腹主动脉肾动脉开口平面（图9-2、图9-3）。增强扫描可见撕裂的内膜显示，表现为一略弯曲的线样负影，真腔较大，显影较快，假腔较小，显影延迟，并有附壁血栓形成，右肾动脉及肠系膜上动脉开口于假腔，肠系膜上动脉内可见充盈缺损，远端未见显影（图9-4）。小肠明显扩张，并可见液平，增强扫描，肠壁强化减弱。全腹部增强CT诊断：①主动脉夹层（DeBakey Ⅲ）；②肠系膜上动脉及肠道改变，考虑肠系膜上动脉夹层并血栓形成致小肠缺血性坏死、肠梗阻。初步诊断：①主动脉夹层（DeBakey Ⅲ）；②肠系膜上动脉血栓伴小肠缺血性坏死；③绞窄性肠梗阻；④高血压；⑤冠心病。

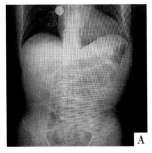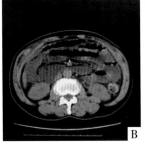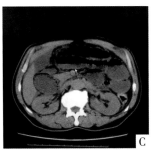

A. 可见小肠明显扩张,形状类似弹簧,有"弹簧征";B、C. 可见气液平面。

图9-1　腹部 CT 平扫

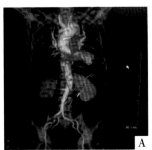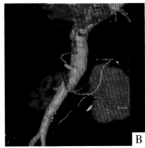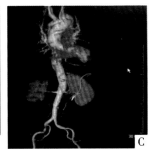

图 9-2　主动脉夹层(DeBakey Ⅲ)

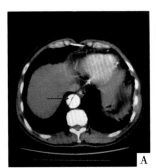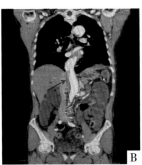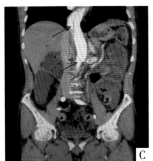

A. 可见胸主动脉内线形低密度影;B、C. 可见夹层累及腹主动脉。

图9-3　全腹增强 CT(1)

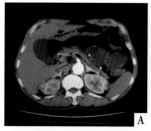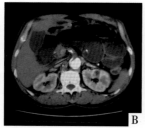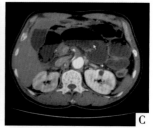

A.箭头所指肠系膜上动脉开口于假腔;B、C.肠系膜上动脉内可见充盈缺损,远端未见显影。

图9-4　全腹增强CT(2)

2.诊治经过:请血管外科会诊,血管外科建议患者住院治疗,但告知患者家属,患者病情危重,肠系膜上动脉血栓导致全腹部压痛,肠鸣音减弱,而且病程已经4 d,估计小肠已广泛坏死,治疗效果不理想,多器官功能衰竭,严重感染发生率高,短肠综合征,死亡风险高,患者家属表示理解,签字拒绝住院治疗、自动出院、返回当地。

(二)案例2

1.入院病史:患者女,84岁,因"腹痛、腹胀伴肛门停止排气、排便7 d"入院。7 d前患者无明显诱因出现反复腹痛、腹胀,呈阵发性,伴恶心、呕吐,每日呕吐2～3次,非喷射性,呕吐物为绿色胃内容物,不含咖啡样、胆汁样物质,呕吐后腹痛、腹胀症状无明显缓解。6 d前在当地医院住院治疗,诊断为"结石性胆囊炎",给予"输液非手术治疗,未胃肠减压",上述症状无明显好转,出现持续性腹痛、腹胀,伴频繁恶心、呕吐,肛门停止排气、排便。患者为求进一步诊治遂前往我院就诊。体检:T 36.7 ℃,P 81 次/min,R 19 次/min,BP 179/103 mmHg,急性痛苦面容,意识清楚,对答切题,腹部膨隆,全腹部压痛,以中上腹为重,无反跳痛及肌紧张。辅助检查:全腹部增强CT检查示空肠梗阻,可疑梗阻点位于左侧腹部肠道粪石嵌顿,肠道水肿。胆总管轻度扩张,肝内胆管及胆囊内少许积气,慢性胆囊炎(图9-5)。白细胞 14.18×10^9/L,中性粒细胞79%。K$^+$ 3.13 mmol/L、Na$^+$ 133.9 mmol/L、Cl$^-$ 98.6 mmol/L、Ca^{2+}1.96 mmol/L、白蛋白 32.2 g/L。入院诊断:胆石性肠梗阻,胆囊十二指肠瘘,肺部感染。

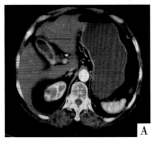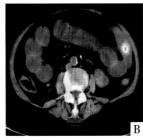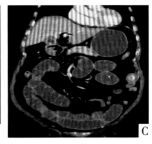

A.箭头所指为胆囊积气;B.箭头所指为肠道异位胆结石;C.可见肠腔肠梗阻。

图9-5　全腹增强CT(3)

2.诊治经过:因患者高龄,小肠梗阻时间长,肠内容物和细菌吸收入血,局部肠管水肿明显,体质差,肺部感染,肠管愈合能力差,可能肠管缺血坏死。入院后给予静脉补液,维持水、电解质、酸碱平衡,监护生命体征,完善相关检查,留置肠梗阻导管治疗。胃镜检查:十二指肠球部前壁可见一约 1.0 cm 瘘口,口周可见溃疡灶,附着白苔,周围黏膜充血肿胀。消化道碘水造影提示:高位小肠不全性梗阻,复查腹部 CT 见梗阻结石位于回肠。患者病情缓解稳定后,遂在全身麻醉下行腹腔镜探查术+回肠切开取石术。术中见:腹腔内无明显腹水,腹腔粘连较重,胆囊及十二指肠粘连严重,右上腹部肝下缘、胆囊床与腹壁、大网膜形成粘连,从回盲部末端回肠逆行探查小肠,见结石位于空、回肠交界部,约 4.5 cm×3.5 cm 大小,椭球状,致近端小肠扩张,结石所在部位及近端小肠肠管无明显坏死。术后转 ICU 进一步监护治疗,给予呼吸机辅助呼吸,抗感染,维持内环境稳定,预防深静脉血栓,肠外营养支持等治疗。拔出气管导管,呼吸情况有所改善,肛门恢复排气,肠道功能恢复后转胃肠外科继续住院治疗,病情好转出院。

二、讨论分析

肠梗阻为常见急腹症,可因多种因素引起。起病初,梗阻肠段先有解剖和功能性改变,继则发生体液和电解质丢失、肠壁血循环障碍、坏死和继发感染,最后可致毒血症、休克甚至死亡。如能及时诊断和积极治疗,大多能逆转病情的发展,最终治愈。

（一）诊断方法

根据典型的临床症状和体征,结合腹部 X 射线检查,临床上诊断肠梗阻较容易。但是,要明确造成肠梗阻的病因、有无合并绞窄性肠梗阻等则有一定的难度。

1. 诊断顺序

（1）明确患者有无肠梗阻。如遇到症状不典型患者,腹部立卧位片、全腹部增强 CT、全腹部 MRI,消化道碘水造影、钡剂灌肠等可辅助诊断。

（2）判断肠梗阻是机械性还是动力性。前者多须手术,后者常不必手术,鉴别很重要。

（3）判断是否存在绞窄性肠梗阻。绞窄性肠梗阻预后严重,必须手术。

（4）判断梗阻的部位是空肠梗阻、回肠梗阻或结肠梗阻。

（5）判断梗阻的程度（是否为完全性）。

（6）全腹部增强 CT 对诊断肠系膜动脉栓塞或血栓形成和肠系膜静脉血栓形成导致的血运性肠梗阻,敏感性和特异性分别为83%、92%。如本例患者因主动脉夹层导致肠系膜上动脉血栓,肠坏死[1]。

（7）在胃镜下可以留置肠梗阻导管,同时可以观察是否存在胆囊十二指肠瘘,瘘口大小。经肠梗阻导管行消化道碘水造影,了解肠梗阻的原因、部位、是否完全性梗阻。

（8）胆石性肠梗阻是胆石症较少见的并发症之一,常见于老年患者,有较高的病死率。肠道异位结石、肠梗阻、胆系积气又称Rigler 三联征,是胆石性肠梗阻的典型影像学特征。有学者指出,MSCT 是识别早期胆石性肠梗阻有效且可靠的诊断方法,而且可准确定位异位结石(图9-5)。

肠梗阻的诊断确定后,应进一步鉴别梗阻的类型。因为治疗及预后方面差异较大,如机械性肠梗阻多需手术解除、动力性肠梗阻则可用保守疗法治愈。绞窄性肠梗阻应尽早手术,而单纯性机械性肠梗阻可行非手术治疗。

2. 鉴别要点:

(1)机械性肠梗阻:临床上最常见,是由肠内、肠壁和肠外各种不同机械性因素引起的肠内容通过障碍。

(2)动力性肠梗阻:是由肠壁肌肉运动功能失调所致,并无肠腔狭窄,又可分为麻痹性和痉挛性两种。有时麻痹性和痉挛性可在同一患者不同肠段中并存,称为混合型动力性肠梗阻。

(3)血运性肠梗阻:是由肠系膜血管内血栓形成,血管栓塞,引起肠管血液循环障碍,导致肠蠕动功能丧失,使肠内容物停止运行。肠系膜上动脉血栓导致的肠坏死是易漏诊、误诊的急腹症之一,常导致患者死亡、短肠综合征等。

(二)肠梗阻的病因诊断

判断病因可从年龄、病史、体检、X 射线、全腹部增强 CT、全腹部 MRI、消化道碘水造影、钡剂灌肠检查等方面的分析着手。例如,以往有过腹部手术、创伤、感染的病史,应考虑肠粘连或粘连带所致的梗阻;如患者有肺结核,应想到肠结核或腹膜结核引起肠梗阻的可能。遇风湿性心瓣膜病伴心房颤动、动脉粥样硬化或闭塞性动脉内膜炎的患者,应考虑肠系膜动脉栓塞;而门静脉高压和门静脉炎可致门静脉栓塞。这些动静脉血流受阻是血管性肠梗阻的常见原因。在儿童中,蛔虫引起肠梗阻偶可见到;3 岁以下婴幼儿中肠套叠多见;青、中年患者的常见病因是肠粘连、嵌顿性疝和肠扭转;老年人的常见病因是结肠癌、乙状结肠扭转和粪块堵塞,而结肠梗阻病例的 90% 为癌性梗阻。成年人中肠套叠少见,多继发于 Meckel 憩室炎、肠息肉和肿瘤。在腹部检查时,要特别注意腹部手术切口瘢痕和隐蔽的腹外疝。

麻痹性肠梗阻在内、外科临床中都较常见,腹部外科大手术和腹腔感染是常见的原因,其他如全身性脓毒血症、严重肺炎、药物中毒、低钾血症、腹膜后出血、肠出血等均可引起麻痹性肠梗阻,仔细的病史分析和全面检查对诊断十分重要。

肠梗阻病因复杂,临床上诊断肠梗阻相对容易。但是,要明确造成肠梗阻的病因、有无合并绞窄性肠梗阻等则有一定的难度,如果漏诊、误诊,常给患者造成不可弥补的损害,导致肠坏死、短肠综合征,乃至死亡等,应引起高度重视。诊断不明确时,及时借助全腹部增强 CT、全腹部 MRI、消化道碘水造影、钡剂灌肠等现代检查手段明确诊断。

（三）治疗方法[2-3]

肠梗阻的治疗方法取决于梗阻的原因、性质、部位、病情和患者的全身情况。但不论采取何种治疗方法,纠正肠梗阻所引起的水、电解质和酸碱平衡失调,胃肠减压以改善梗阻部位以上肠段的血液循环,以及控制感染等皆属必要。

1. 基本治疗:

（1）持续胃肠减压:解除梗阻是治疗肠梗阻的重要方法之一。通过胃肠减压,肠梗阻导管,吸出胃肠道内的气体和液体,可以减轻腹胀,降低肠腔内压力,减少肠腔内的细菌和毒素,改善肠壁血液循环,有利于改善局部病变和全身情况。

（2）静脉输液以纠正水、电解质紊乱和酸碱失衡:输液所需容量和种类须根据呕吐情况、缺水体征、血液浓缩程度、尿量,并结合血清钾、钠、氯和血气分析监测结果而定。必要时须输血浆、全血或血浆代用品,以补偿丧失至肠腔或腹腔内的血浆和血液。

（3）防治感染和中毒：应用抗肠道细菌，包括抗厌氧菌的抗生素。主要用于绞窄性肠梗阻，以及手术治疗的患者。

（4）对症处理：包括镇静剂、解痉剂等，慎用止痛剂。

2. 解除梗阻：

（1）非手术治疗：主要适应证为单纯粘连性（特别是不完全性）肠梗阻，蛔虫或粪块堵塞引起的肠梗阻，麻痹性或痉挛性肠梗阻，肠结核等炎症引起的不完全性肠梗阻，肠套叠早期等。

（2）手术治疗：手术的原则和目的是在最短手术时间内，以最简单的方法解除梗阻或恢复肠腔的通畅。具体手术方法要根据肠梗阻的病因、性质、部位及患者全身情况而定。

1）解决引起梗阻的原因：如粘连松解术、肠切开去除异物、肠套叠或肠扭转复位术等。

2）肠切除及肠吻合术：如肠管因肿瘤、炎症性狭窄等，或局部肠袢已经失活坏死，则应做肠切除、肠吻合术。

3）短路手术：当引起肠梗阻的原因既不能简单解除，又不能切除时（晚期肿瘤已浸润固定，或肠粘连成团与周围组织粘连等），则可做梗阻近端与远端肠袢的短路吻合术。

4）肠造口或肠外置术：当患者情况极严重或局部病变所限，不能耐受和进行复杂手术，可用这类术式解除梗阻。

三、案例总结

案例1：患者因"腹痛、腹胀、肛门停止排便和排气"就诊于当地医院，入院诊断为"肠梗阻"，在当地医院行留置胃管、胃肠减压、抗感染、补充水和电解质、解痉、止痛、灌肠等治疗，未对肠梗阻的病因进一步的检查，只是满足于肠梗阻的一般性诊断。未行全腹部或胸腹部增强 CT 检查，导致漏诊、误诊，同时腹部血管性疾病也是临床常见的容易漏诊的主要急腹症之一。

案例2：患者高龄女性，因"腹痛、腹胀伴肛门停止排气、排便

7 d"就诊于当地医院,诊断为"结石性胆囊炎",给予"输液非手术治疗,未胃肠减压",因上述症状无明显好转,出现持续性腹痛、腹胀,伴频繁恶心、呕吐,肛门停止排气、排便转来我院。在当地医院诊断为"结石性胆囊炎",但患者已经出现肠梗阻的典型症状,痛、吐、胀、闭等临床表现,未进行胃肠减压等必要性治疗,只是进行单纯的静脉补液。肠梗阻的病因极为复杂,如本例患者,全腹部增强CT检查已经诊断为结石性肠梗阻后,仍进行消化道碘水造影、胃镜检查明确诊断,术前经过充分的准备,诊断为胆囊十二指肠瘘、胆石性肠梗阻。因患者高龄、肠梗阻时间长、肺部感染、腹腔感染严重,先进行维持水、电解质平衡、抗感染、肠梗阻导管胃肠减压等治疗,待病情稳定、缓解后,再行腹腔镜探查术+回肠切开取石术,避免了手术风险,术后及时转 ICU 住院治疗,呼吸、肠道功能改善后,转回胃肠外科继续住院治疗,病情好转出院,恢复满意。

四、参考文献

[1]李程博,刘晓城,闫林林,等.MSCT 诊断肠梗阻的临床应用进展[J].中国医学影像技术,2016,32(5):799-802.

[2]吕云福.急性肠梗阻的诊治进展[J].中华普外科手术学杂志(电子版),2011,5(3):348-351.

[3]PAYZA U, KAYALI A, BILGIN S, et al. When is the right time to take an emergency surgery decision in Mechanical Intestinal Obstruction? [J]. Asian J Surg,2021,44(6):854-859.

案例来源:陆军特色医学中心急诊医学科、胃肠外科,何家庆,汪兴伟,Email:2947643073@qq.com

附:肠梗阻案例教学方案指导

【教学目标与适用对象】

适用人群:急诊、普通外科医学专业研究生、临床医学专业住培生。

掌握:肠梗阻临床表现、诊断要点、治疗原则。

熟悉:肠梗阻的分类和肠梗阻的病因诊断,肠梗阻的基础治疗、非手术治疗、手术治疗方案的选择。

【教学内容】

1. 肠梗阻的临床表现、诊断要点、治疗原则。

2. 肠梗阻基础治疗、非手术治疗和手术治疗方案的选择。

3. 肠梗阻相关教材内容、研究治疗进展。

【课堂计划】

教学方法:以问题为导向的互动式教学,预计时间45 min。

学员提前预习:肠梗阻的相关知识,研究治疗进展(《实用外科学》、科研论文)。

1. 案例导课,介绍案例基本情况,引出问题一:案例1因腹痛、腹胀、肛门停止排便和排气就诊入院,既往有"高血压、冠心病"病史,既往无腹部手术史,入院后如何选择肠梗阻的相关检查,患者全腹部CT检查提示主动脉夹层(DeBakey Ⅲ)合并肠系膜上动脉血栓,肠坏死,如何选择进一步的治疗,引导学生进行讨论(分组讨论5~10 min)。

思路1:案例1男性患者,急性起病,因腹痛、腹胀、肛门停止排便和排气就诊,既往有"高血压"病史,如何进行肠梗阻的病因诊断,如何选择肠梗阻的检查方法,引导学员讨论肠梗阻的病因诊断,因腹部血管性疾病导致肠缺血坏死的检查方法、治疗方案选择。

思路 2:案例 2 老年女性患者,因腹痛、腹胀伴肛门停止排气、排便 7 d 就诊入院,既往有"慢性结石性胆囊炎"病史,引导学员讨论老年性肠梗阻的病因诊断,老年性肠梗阻的病情特点,老年性肠梗阻如何选择基础治疗和手术治疗方案。

2. 引出第二个问题:肠梗阻是急诊外科临床常见问题,作为一位急诊临床医生,如何诊断肠梗阻(分组讨论 5~10 min)?

思路:引入肠梗阻规范化治疗相关内容,肠梗阻的分类、病因诊断,肠梗阻的基础治疗,非手术治疗和手术治疗方案如何选择。

3. 引出第三个问题:案例 1 患者因"腹痛、腹胀、肛门停止排便和排气"住院,患者因长期高血压病导致主动脉夹层(DeBakey Ⅲ)合并肠系膜上动脉血栓,肠坏死。近些年因腹部血管性疾病导致的急腹症明显增多,如腹主动脉瘤、肠系膜动脉闭塞、非阻塞性肠系膜缺血、主动脉夹层破裂等,并且有较高的死亡率。

思路:引入腹部血管性疾病相关知识,将腹部血管性疾病与急腹症、肠梗阻处理结合起来。

4. 引出第四个问题:案例 2 患者采用基础治疗,未立即行急诊手术治疗,待病情好转、稳定后,进一步检查明确诊断,在全身麻醉下行腹腔镜探查+回肠切开取石术,老年肠梗阻患者如何进行围手术期治疗、术前准备?

思路:引入老年肠梗阻治疗相关内容,重视老年肠梗阻患者围手术期治疗。

【临床思考】

1. 肠梗阻的分类和病因诊断。

2. 肠梗阻的基础治疗、非手术治疗和手术治疗方案的选择。

3. 老年肠梗阻患者的病情特点及围手术期治疗。

案例 10

一例腹痛伴恶心呕吐患者的诊治

摘要：患者男，53岁，以腹痛、恶心呕吐为主要临床表现，既往有糖尿病、高血压、冠心病病史。腹部 CT 提示：胰头及胰周改变。在外院诊断为急性胰腺炎和急性胃肠炎，给予抗感染、解痉、补液等治疗效果不明显。入院后结合血气分析、血糖、血尿酮体结果后考虑糖尿病酮症酸中毒，给予补液、降糖等针对性治疗后，患者腹痛缓解出院。

关键词：糖尿病酮症酸中毒；腹痛

糖尿病最常见的急性合并症是糖尿病酮症酸中毒（DKA），是机体胰岛素相对或绝对不足引起代谢性酸中毒和高酮血症，表现为呼吸增快、意识改变、胃肠道症状，诱导因素是急性感染、饮食结构异常、应激反应或者中断治疗等。具有发病急、病情重及变化快等特点。据统计，我国大约有5.4%的糖尿病酮症酸中毒患者以腹痛为首发症状，主要表现为上腹部疼痛、脐周疼痛等，少数有恶心呕吐、腹泻等症状。部分首发急性腹痛者与外科急腹症、急性胃肠炎相似，极易误诊。

一、病案介绍

1. 入院病史：患者男，53岁，已婚，因"腹痛、恶心呕吐、乏力

1 d"于2021-04-17入院。1 d前患者无明显诱因出现上腹部疼痛,腹痛为持续性,阵发性加重,疼痛未向腰背部放射,伴有恶心呕吐,口干、乏力明显,解稀便3次,无黏液脓血便,无畏寒发热等。外院就诊考虑急性胃肠炎、急性胰腺炎,予抗感染、解痉、补液等对症治疗后患者症状持续性加重,来我院急诊就诊。体检:T 37.5 ℃,P 120 次/min,R 28 次/min,BP 135/90 mmHg。急性面容,扶入病房,双肺呼吸音清晰,无干湿啰音,心率120 次/min,律齐,各瓣膜区未及杂音,腹平软,上腹部无明显压痛,无反跳痛、肌紧张,双下肢无水肿。既往有2型糖尿病、高血压病史,长期使用"利拉鲁肽、二甲双胍、厄贝沙坦片",未监测血糖、血压。

2. 诊治经过:入院后血常规白细胞$22.12×10^9$/L、中性粒胞百分比91.5%、C反应蛋白20.9 mg/L;肾功能:BUN 1.96 mmol/L,Cr 80 μmol/L,HCO_3^- 4.2 mmol/L,葡萄糖28 mmol/L;血气分析:pH 7.05,PaO_2 149 mmHg,$PaCO_2$ 6 mmHg,Na^+ 132 mmol/L,K^+ 3.7 mmol/L,HCT 50%,Lac 3.5 mmol/L;尿酮体(++++)、尿葡萄糖(++++);血淀粉酶63.10 U/L、血清脂肪酶40.00 U/L;腹部增强CT:胰头及周围改变,急性胰腺炎待排(图10-1)。

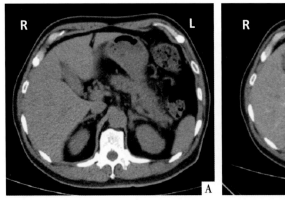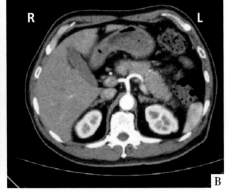

图10-1　CT可见胰腺稍肿胀,周围脂肪间隙稍模糊

患者既往有糖尿病病史,此次血糖高,血气分析提示代谢性酸中毒,尿常规提示酮体(++++);考虑糖尿病酮症酸中毒,立即予以静脉注射胰岛素6 U后再小剂量胰岛素持续静脉泵入,建立双通道、快速补液,纠正电解质紊乱及酸碱失衡、抑酸等治疗。入院后血酮体:3.58 mmol/L,糖尿病酮症酸中毒诊断明确。

患者既往无胆石症病史、无饮酒史、无高脂血症、无暴饮暴食、油腻饮食等胰腺炎高危因素。表现为剧烈腹痛、恶心呕吐,但患者腹部体征不重,中上腹及左上腹无明显压痛,无反跳痛及肌紧张。查血淀粉酶、脂肪酶正常,胰腺炎影像不典型,诊断胰腺炎证据不足,考虑糖尿病酮症引起腹痛可能性大,未给予抑制胰酶分泌、抑制胰酶活性等治疗,动态观察血常规、CRP、血淀粉酶、脂肪酶等指标。仅给予针对糖尿病酮症酸中毒降糖补液等治疗后,腹痛迅速缓解,进一步证实此次腹痛不考虑急性胰腺炎,上腹部CT胰头及周围改变是否为糖尿病酮症酸中毒微血管病变、胰腺组织水肿可能?

入院第二天,患者经过降糖补液维持水和电解质平衡等治疗后,血糖逐渐降至10.0 mmol/L,血气分析提示代谢性酸中毒纠正,复查患者尿酮体转阴,血酮体下降至正常,患者腹痛、恶心呕吐症状消失。调整胰岛素用量皮下注射,血糖水平维持稳定好转出院。

▌ 二、讨论分析

糖尿病酮症酸中毒患者以腹痛为首发症状者占5.4%,表现为持续性疼痛,以脐周和上腹部为主,可伴呕吐,疼痛剧烈,体征较轻,易误诊[1]。

1.糖尿病酮症酸中毒引起腹痛的原因:发病机制不明确,腹痛与代谢性酸中毒的严重程度有关。可能原因包括以下几点:①代谢性酸中毒和相关电解质异常引起的胃排空延迟和肠梗阻;②脱水及血中尿素氮升高,破坏胃黏膜屏障,使H^+逆行弥散引起腹痛;③糖尿病引起腹腔脏器微血管病变,在血容量不足、组织缺氧时加重,导致微循环障碍和血管内弥散性凝血、出血。

2.与急腹症的鉴别诊断:糖尿病酮症酸中毒所致的急性腹痛易与外科急腹症相混淆。两者有以下特点:①DKA 发病前大多有口干、乏力、多尿、多食等表现,外科急腹症则大多突然发病。②DKA 往往先出现呕吐后再出现腹痛,外科急腹症则多先腹痛后呕吐。③DKA 腹痛的特点为症状重,体征较轻,腹痛呈弥漫性,腹痛剧烈而压痛不明显,无反跳痛及肌紧张,除腹痛外,还伴有腹胀、恶心呕吐;外科急腹症则大多有明显腹痛,并伴有明显压痛、反跳痛及肌紧张[2]。④DKA 时尿糖及酮体呈强阳性,血糖明显增高;外科急腹症则无此现象。⑤DKA 经过降血糖、补液等治疗 3~6 h 后腹痛消失,外科急腹症则症状持续存在。

3.避免误诊漏诊:腹痛为急诊科临床常见症状。为减少糖尿病酮症酸中毒腹痛的误诊误治应注意以下几点:①加强对 DKA 的认识,目前我国糖尿病发病率不断增加且年轻化,建议在急诊腹痛患者中开展血糖、尿糖的常规监测,减少误漏诊发生;②细致全面的查体,了解 DKA 腹痛的特点,注意与急性胰腺炎、急性胆囊炎、急性胃肠炎等的鉴别;③实验室检查要全面,对原因不明的腹痛应常规检查血气分析、血糖、尿糖、尿酮体和血生化,并完善 B 超、CT 等辅助检查。

4.糖尿病酮症酸中毒腹痛的治疗:诊断明确后,治疗相对简单,主要是补液、降糖、纠正水和电解质及酸碱紊乱。处理腹痛时注意液体复苏是否充分放在首位,因为血管渗漏所致低血容量和血液浓缩可引起缺血性疼痛及乳酸酸中毒[3]。对腹痛患者需认真分析,因为腹痛既可以是 DKA 的结果,也可能是 DKA 的诱因(尤其在年轻患者)。如果高血糖、脱水和代谢性酸中毒纠正后,腹痛仍不缓解,则需进一步检查,排除其他原因所致腹痛。

三、案例总结

患者既往有糖尿病病史,血糖控制不严格,在感染等因素的诱因下导致糖尿病酮症酸中毒,以腹痛为主要表现。该患者如按急性胃肠炎、急性胰腺炎继续进行补液治疗时可能会输注葡萄糖液进一步加重病情,在未排除 DKA 前尽量避免给患者输注葡萄糖及应用糖皮质激素。但所有腹痛不能简单归因于糖尿病酮症酸中毒,警惕同时合并致命性疾病及急腹症可能,避免贻误病情。在治疗过程中需严密观察病情变化,观察腹痛是否有缓解,少数 DKA 患者也可并发外科急腹症,解痉止痛药物效果差、腹部体征有进展或辅助检查有异常者应及时请外科会诊。

四、参考文献

[1]中华医学会糖尿病分会. 中国 2 型糖尿病防治指南(2020 年版)[J].中华糖尿病杂志,2021,13(4):315-409.

[2]RAZAVI N L, KITABCHI A E. Hyperglycemic Crises:diabetic ketoacidosis(DKA),and Hyperglycemic Hyperosmolar state(HHS)[M]. Boston:Humana Press,2008.

[3]http://www. endotext. org/diabetes/diabetes24/diabetesframe24. htm(Accessed on January 30,2013).

案例来源:陆军特色医学中心急诊医学科,马剑飞,Email: 3073022@ qq. com

附:以腹痛为表现的糖尿病酮症酸中毒案例 教学方案指导

【教学目标与适用对象】

适用人群:急诊、内分泌、消化科医学专业研究生、临床医学专业住培生。

掌握:糖尿病酮症酸中毒表现胃痛的特点、诊断及鉴别诊断、治疗原则。

熟悉:糖尿病酮症酸中毒腹痛发生机制。

【教学内容】

1. 糖尿病酮症酸中毒的临床表现、诊断及鉴别诊断、治疗原则。

2. 以腹痛为主要表现的糖尿病酮症酸中毒与急腹症的鉴别诊断。

3.《糖尿病酮症酸中毒诊断和治疗专家共识(2021)》。

【课堂计划】

教学方法:以问题为导向的互动式教学,预计时间 40 min。

学员提前预习:糖尿病酮症酸中毒的相关知识[《实用内科学》《糖尿病酮症酸中毒诊断和治疗专家共识(2021)》]。

1. 案例导课,介绍案例基本情况,引出问题一:作为接诊医师,根据患者的临床表现、查体,该患者要考虑哪些疾病? 需要做哪些辅助检查进一步明确诊断? 引导学生进行讨论(分组讨论 5 ~ 10 min)。

思路:患者老年,急性起病,以腹痛、恶心呕吐、腹泻为主要表现,上腹部疼痛,剑突下及左上腹压痛不明显。按急诊降阶梯思维原则,首先需排除致命性疾病,如心肌梗死、主动脉夹层等,同时评估患者生命体征,对患者进行危重程度分级。其次考虑表现为腹痛的常见疾病:急性胃肠炎、急性胰腺炎、急性胆囊炎等。需要做哪些检查?

2.引出第二个问题:如何明确诊断(分组讨论 5~10 min)?

思路:该患者外院考虑急性胃肠炎、急性胰腺炎给予解痉止痛、补液等治疗后症状缓解不明显。且患者伴有口干、乏力明显,是恶心呕吐、腹泻导致的容量不足还是其他原因呢?

3.引出第三个问题:患者的腹痛是糖尿病酮症酸中毒引起的还是急性胰腺炎(分组讨论 5~10 min)?

思路:糖尿病酮症酸中毒的腹痛特点为发病前大多有口干、乏力、多尿、多食等表现;DKA 腹痛的特点为症状重,体征较轻,腹痛呈弥漫性,腹痛剧烈而压痛不明显,无反跳痛及肌紧张,除腹痛外,还伴有腹胀、恶心呕吐;DKA 时尿糖及酮体呈强阳性,血糖明显增高;DKA 经过积极治疗 3~6 h 后腹痛消失。

4.引出第四个问题:诊断明确后,如何治疗(分组讨论 5~10 min)?

思路:引入《糖尿病酮症酸中毒诊断和治疗专家共识(2021)》相关内容。

【临床思考】

1.糖尿病酮症酸中毒的病理生理机制是什么?

2.糖尿病酮症酸中毒的治疗原则有哪些?

3.糖尿病酮症酸中毒腹痛的原因是什么?

案例 11

一例发热伴呼吸困难患者的诊治

摘要:患者女,18 岁,因"间断发热 7 d,加重伴呼吸困难 1 d"入院。平素体健,居住环境潮湿(一楼),病前 1 个月加盖了一床箱藏多年的毛毯,有明显霉味。该患者以发热、咳嗽、呼吸困难为主要表现,心率增快。体检:早期双肺可闻及少许哮鸣音,第 4 天后出现双下肺少许湿啰音,哮鸣音消失。肺部影像学有毛玻璃样、结节样改变,初诊为病毒性肺炎,肺结核待排除,经纤维支气管镜活检确诊,给予伏立康唑静脉注射+口服序贯治疗 12 d 后病灶基本吸收,临床效果满意。

关键词:肺真菌感染;曲霉菌;呼吸困难

曲霉菌在自然界分布广泛,具有致病性的有烟曲霉、黄曲霉、土曲霉等多为机会致病菌,肺曲霉菌常由烟曲霉引起。侵袭性肺曲霉病(IPA)可分为原发性和继发性。继发性 IPA 临床常见,常继发于免疫功能缺陷,或并发于肺癌、肺结核或慢性阻塞性肺疾病及其他肺内、外基础病,或长期使用广谱抗生素或糖皮质激素等;原发性 IPA 临床少见,且临床表现不一,早期正确诊断较困难,容易误诊,病死率高。现将我科收治的 1 例经纤维支气管镜检查、活检确诊的原发性肺曲霉菌病,结合文献进行分析,报告如下。

一、病案介绍

1. 入院病史:患者,女,18 岁,因"间断发热 7 d,加重伴呼吸困难 1 d"于 2022-01-03 16:45 急诊入院。患者 7 d 前(2021-12-27)感冒受凉后发热,最高 T 37.7 ℃,无咳嗽、咳痰、畏寒等伴随症状,于当地诊所降温治疗(具体用药不详)后体温逐步正常,未进一步检查治疗。2022-01-01 再次出现发热,最高体温 38.3 ℃,伴咳嗽,以干咳为主,逐渐活动后气促,进行性加重,日常活动即感呼吸困难,遂于 1 月 2 日就诊于当地医院,行胸部 CT 检查提示肺部少许感染灶,觉患者呼吸困难较重,遂建议患者转院;于 2022-01-03 转入我院。体检:T 37.4 ℃,HR 109 次/min,BP 125/69 mmHg,R 28 次/min,SpO$_2$ 98%。意识清楚,呼吸急促,查体合作,双肺呼吸音粗,可闻及吸气相喘鸣音,左下肺可闻及少许湿啰音,心率增快,心音有力,节律整齐,余心肺腹查体未见阳性体征。辅助检查:血气分析示 pH 7.50,PaCO$_2$ 32 mmHg,PaO$_2$ 93 mmHg,K$^+$ 3.0 mmol/L,Lac 0.8 mmol/L,HCO$_3^-$ 25.0 mmol/L,BE 2.5 mmol/L。血常规:WBC 10.15×10^9/L、中性粒细胞百分比 71.5%,CRP 20.86 mg/L,降钙素原、IL-6、肝肾功能、凝血功能、新冠病毒核酸检测均正常。胸部 CT:左下肺少许炎症(图 11-1)。

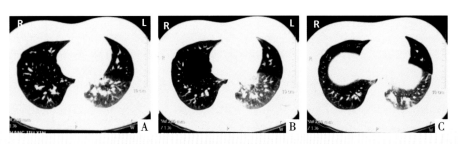

图 11-1　左肺下叶散在淡薄斑片影

2. 诊治经过:入院后初步诊断为左下肺肺炎:细菌? 病毒? 结

核？完善痰培养、呼吸道病原体谱、结核相关指标，并给予莫西沙星抗感染、氨溴索化痰、氨茶碱解痉、吸入布地奈德治疗，3 d 后体温逐步正常，但呼吸困难缓解不明显，日常活动（吃饭、上厕所）后加重，心率波动在 110～140 次/min，患者症状体征与影像学改变不相符，完善纤维支气管镜检查，结果示：右主支气管，右中间段、右中叶、下叶管腔内散在白色结节，各管腔充血肿胀明显，部分黏膜糜烂，于右中叶支气管取活检（图 11-2）。1 月 6 日患者如厕后出现呼吸困难加重，胸闷、气促、头晕等不适，体检：T 36.6 ℃，HR 150 次/min，BP 152/78 mmHg，R 30 次/min，SpO$_2$ 99%。患者意识清楚，呼吸急促，查体合作，双肺呼吸音粗，双下肺可闻及少许湿啰音，未闻及哮鸣音；复查血气分析：pH 7.45，PaCO$_2$ 36 mmHg，PaO$_2$ 114 mmHg，K$^+$ 2.9 mmol/L，Na$^+$ 137 mmol/L，Lac 2.5 mmol/L，HCO$_3^-$ 25.0 mmol/L，BE 1.3 mmol/L。给予补钾、补液后患者症状逐渐缓解，复查胸部 CT 结果示：双下肺感染（图 11-3）。感染较入院时加重，且病灶快速波及右下肺。纤维支气管镜活检结果示：送检组织查见菌丝，符合曲霉菌感染（图 11-4）。追问病史，其母亲诉其居住于 1 楼，环境相对潮湿，病前 1 个月加盖了一床箱藏多年的毛毯，有明显霉味。1 月 7 日明确诊断：原发性侵袭性肺曲霉菌病，给予伏立康唑首日负荷剂量 6 mg/kg，每 12 h 一次；随后以 4 mg/kg，每 12 h 一次。治疗 3 d 后患者呼吸困难逐渐缓解，活动后心率有所下降，波动在 80～120 次/min，改为伏立康唑 200 mg 口服，2 次/d。治疗 12 d 患者呼吸困难明显缓解，活动后未再出现气促，正常活动后心率仍波动在 100～120 次/min，静息状态心率 80～90 次/min，复查胸部 CT 病灶基本吸收（图 11-5），带药出院。出院后 1 个月，随访患者情况良好。

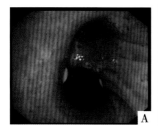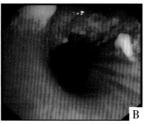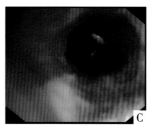

图 11-2　右主支气管(A)、右中间段(B)、右中叶管腔内可见散在白色结节,黏膜充血肿胀(C)

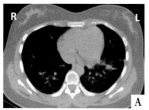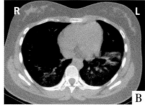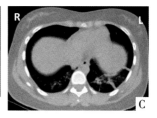

图 11-3　可见新增右下肺感染灶,部分周围可见"晕征"

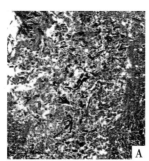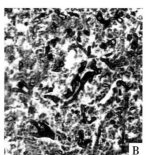

　　A. HE 染色,200×,肺组织病理标本示支气管内曲霉菌侵入;B. HE 染色,400×,可见肺组织内曲霉菌丝的锐角分支、横膈。

图 11-4　菌丝检查

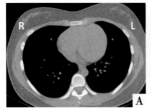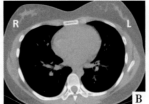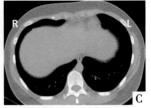

图 11-5　经抗真菌治疗 12 d 后复查,双下肺感染基本吸收

二、讨论分析

1.原发性 IPA 的病因:因原发性 IPA 临床少见,常因无宿主因素且症状不典型易误诊为肺结核、肺炎等。查阅文献资料,原发性 IPA 发病前多数有接触史或与职业相关,如农民、建筑工人、动物饲养员等有可能接触大量曲霉菌导致发病,该患者家属诉发病前 1 个月曾加盖了一床箱藏多年的毛毯,有明显霉味,推测发病与此有关。且该患者为高三学生,学习压力大,长期熬夜,不排除免疫功能降低,继而发病。

2.原发性 IPA 临床表现:并无特异性,常见症状为咯血、咳嗽、咳痰,部分表现为胸痛、呼吸困难、发热等,大多数肺部无阳性体征。曲霉菌侵入呼吸道后,其菌丝可穿透支气管壁,侵犯肺血管出现咯血;其内毒素可使肺组织坏死,病灶为浸润性、实变、支气管周围炎或粟粒状弥漫性病变。故临床分为 4 种类型:①支气管-肺炎型;②变态反应性曲霉菌病;③曲菌球;④继发性肺曲霉菌病。该患者有咳嗽、咳痰、呼吸困难,早期出现哮鸣音,不除外曲霉菌诱发气道变态反应,导致小气道痉挛,给予解痉、平喘后好转。抗感染治疗 4 d 后患者病情进展,出现双下肺湿啰音,且复查胸部 CT 可见病灶波及右下肺,进展较快,细菌感染治疗效果不佳。活检结果明确诊断后加用抗真菌药物治疗,患者症状明显缓解。

3.侵袭型肺曲霉菌病的影像特征:影像早期 CT 表现为单个或

多个边缘模糊的炎性结节或肿块,有的聚集成簇,软组织密度结节周围环以浅淡的、磨玻样的晕征;中、晚期 CT 表现为结节状的伴有中心坏死和周围新月状或环状的空气半月征。该患者影像学改变并不典型,以炎性结节为主,左下肺可见磨玻璃样影。

4. 气道受累:是 IPA 的特点之一,支气管镜下主要表现为支气管黏膜水肿、充血、溃疡,气道内黏稠分泌物、肿块、结节等[1]。该患者支气管镜下表现为右主支气管,右中间段、右中叶、下叶管腔内散在白色结节,各管腔充血肿胀明显,部分黏膜糜烂,符合 IPA 气道受累特点。

5. 原发性 IPA 误诊率较高:覃华姣[2]等研究发现误诊率高达 73.7%,主要误诊为肺结核、肺炎;该患者初次入院考虑诊断为肺炎,肺结核待排;后因其呼吸困难不能用肺部影像学解释,且活动后心率明显增快,因此,进一步纤维支气管镜检查活检明确诊断,避免了误诊。

6. 早期抗真菌治疗:明确诊断后早期抗真菌治疗对预后至关重要,目前伏立康唑是首选,推荐剂量为第 1 天静脉注射 6 mg/kg,每 12 h 注射一次,以后静脉注射 4 mg/kg,每 12 h 一次或口服 200 ~ 300 mg,每 12 h 口服一次或者按体重给药(mg/kg)。疗程至少 6 ~ 12 周,该患者静脉用药 3 d 后改为口服,总疗程 6 周,随访病灶完全吸收,病情稳定。

三、案例总结

本例为健康成年人,无宿主因素,无与稻草、家禽、牲畜接触史。居住环境潮湿加上使用长期未经晾晒的被褥吸入感染可能性大,该患者未发生误诊,得益于其临床症状与肺部影像学改变不成正比,进一步通过纤维支气管镜检查确诊。该案例提示年轻或无宿主因素患者也有真菌感染的可能,尤其是当临床症状体征与影像学表现不相符时,要进一步寻找病因,尽可能取得病原学或病理学依据,减少漏诊及误诊,提高此类患者的治愈率。

四、参考文献

[1]中华医学会呼吸病学分会感染学组.肺真菌诊断和治疗专家共识[J].中华结核和呼吸杂志,2007,30(11):821-834.

[2]覃华姣,邓静敏,张建全,等.无基础疾病的原发性侵袭性肺曲霉病19例临床诊治分析[J].中华临床医师杂志,2019,13(7):504-509.

案例来源:陆军特色医学中心急诊医学科,宋巧玲,Email:380792566@qq.com

附:原发性侵袭性肺曲霉菌病案例教学方案指导

【教学目标与适用对象】

适用人群:急诊、呼吸医学专业研究生、临床医学专业住培生。

掌握:侵袭性肺曲霉菌病的临床表现、诊断及鉴别诊断、治疗原则。

熟悉:侵袭性肺曲霉菌病的病因、发病机制。

【教学内容】

1.侵袭性肺曲霉菌病的临床表现、诊断及鉴别诊断、治疗原则。

2.各类感染肺部影像学表现。

3.《肺真菌病诊断和治疗专家共识(2007)》。

【课堂计划】

教学方法:以问题为导向的互动式教学,预计时间40 min。

学员提前预习:侵袭性肺曲霉菌病的相关知识[《实用内科学》《肺真菌病诊断和治疗专家共识(2007)》]。

1.案例导课,介绍案例基本情况,引出问题一:该患者肺部影像学变化是否足以解释其严重的临床症状？引导学生进行讨论（分组讨论 5 ~ 10 min）。

思路 1：青年女性，急性起病，左下肺有少许感染灶，但患者呼吸困难严重，稍微活动后即出现明显呼吸困难且心率明显增高，引导学员讨论病原体可能为非典型病原体、真菌、结核等。

思路 2：该患者以发热、呼吸困难为主要表现，当出现临床症状体征与影像学表现不相符时，引导学员追根溯源寻找病因的临床思维。

2. 引出第二个问题：如何明确诊断（分组讨论 5 ~ 10 min）？

思路：该患者咳嗽咳痰少，以呼吸困难为主要表现，如何取痰液标本进行细菌学检查，引导学员重视纤维支气管镜检查及活检。

3. 引出第三个问题：明确诊断典型真菌感染的影像学表现是什么（分组讨论 5 ~ 10 min）？

思路：引入真菌感染影像学相关知识，将临床与影像结合起来。

4. 引出第四个问题：诊断明确后，如何治疗？

思路：引入《肺真菌诊断和治疗专家共识（2007）》相关内容。

【临床思考】

1. 原发性侵袭性肺曲霉菌病与继发性有何不同？

2. 原发性肺曲霉菌病与肺结核、肺炎怎么鉴别？

案例 12

一例咳嗽、咳痰并发呼吸困难患者的诊治

摘要:患者男,79 岁,因"反复咳嗽、喘累 10 余年,活动后喘累 3 余年,加重伴呼吸困难 1 d"急诊入院。结合既往症状、体征、肺功能及胸片,诊断为"慢性阻塞性肺疾病(COPD)",院外长期给予吸入药物治疗。此次因受凉感冒后出现咳嗽、咳痰加重并发呼吸困难 1 d 入院。经给予积极无创呼吸机辅助通气、抗感染、止咳祛痰、解痉平喘等对症治疗后患者病情好转,并开始长期肺康复治疗,现患者病情稳定。

关键词:急性呼吸衰竭;慢性阻塞性肺疾病;呼吸困难

急性呼吸衰竭为一种常见的呼吸系统疾病。该病起病较急,并且进展较快,严重可导致患者死亡,根据多家医院重症监护室统计数据观察,约30%的患者入住 ICU 时均发生急性呼吸衰竭,并且并发急性呼吸衰竭的患者死亡率高于无急性呼吸衰竭的患者。因此,急性呼吸衰竭应引起临床关注。该病的早期诊断,以及治疗均关系到预后。因此,探讨其诊治具有较为重要的临床意义。

一、病案介绍

1. 入院病史:患者男,79 岁,体重约 50 kg,因"反复咳嗽、喘累 10 余年,活动后喘累 3 余年,加重伴呼吸困难 1 d"急诊入院。既往

有"慢性阻塞性肺疾病、直肠癌、溃疡性结肠炎、高血压、冠心病、类风湿关节炎"病史。有长期吸烟史，现已戒烟10余年，其余个人史、婚育史、家族史无特殊。入院体检：T 37.0 ℃，P 124 次/min，R 24 次/min，BP 155/86 mmHg，嗜睡，精神差，慢性病容，喘息貌，平车推入病房，查体基本合作，球结膜水肿（图12-1），双侧瞳孔等大等圆，直径约为3 mm，对光反射灵敏。颈静脉怒张（图12-2），桶状胸，肋间隙增宽，双肺呼吸音粗，双下肺可闻及散在湿啰音，心音有力，节律整齐，各瓣膜区未闻及病理性杂音，剑下心音增强，腹软，无压痛、反跳痛及肌紧张，双下肢凹陷性水肿。辅助检查：入院血气分析示（FiO_2 21%）：pH 7.19，PCO_2 111 mmHg，PO_2 70 mmHg，Na^+ 135 mmol/L，K^+ 4.6 mmol/L，Glu 6.8 mmol/L，Lac 0.3 mmol/L，HCO_3^- 42.4 mmol/L，Hb 172 g/L，SaO_2 89%。白细胞 $6.32×10^9$/L，单核细胞百分比 11.9%，CRP < 0.5 mg/L，白细胞介素-6 14.26 mg/L，PCT 示：0.04 mg/L，肾功能正常，肝功能示：白蛋白38 g/L，余正常。心电图示：窦性心动过速，肺性P波。肌红蛋白、CK-MB轻度升高，肌钙蛋白正常。床旁胸片示：双肺大量渗出性病灶（图12-3）。心脏彩超示：右心房及右心室增大。NT-proBNP 1 800 pg/mL。既往肺功能示：重度阻塞性通气功能障碍。痰涂片示：少量革兰氏阳性球菌及革兰氏阴性杆菌。

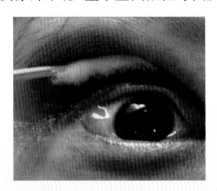

图12-1　球结膜水肿

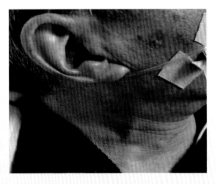

图12-2　颈静脉怒张

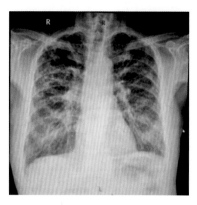

图12-3　胸片示双肺大量
渗出性病灶

　　2.诊治经过:结合患者的病史、症状、体征、BNP、血气分析、床旁胸片及既往肺功能,初步考虑诊断为"慢性阻塞性肺疾病急性加重、肺源性心脏病、Ⅱ型呼吸衰竭、肺性脑病、呼吸性酸中毒、充血性心力衰竭"。患者急诊送入抢救室后,根据患者的生命体征,立即给予患者吸氧3 L/min,并快速完善血气分析、床旁胸片、床旁心电图后,判断患者无气道阻塞、无呼吸异常,根据血气分析判断患者存在Ⅱ型呼吸衰竭、呼吸性酸中毒,患者吸氧后意识无改善且血氧饱和度未升至90%,已具备气管插管指征,需立即给予气管插管及有创呼吸机辅助通气治疗,但患者家属拒绝行气管插管及有创呼吸机辅助通气治疗,故改用无创正压通气(NIPPV)(模式 BiPAP:IPAP 14 cmH₂O、EPAP 5 cmH₂O,吸氧浓度45%,吸气时间0.8 s,后备呼吸频率为18 次/min),根据痰涂片结果及存在Ⅱ型呼吸衰竭,故选择了强有力的广谱抗生素厄他培南抗感染,氨溴索祛痰,吸痰,孟鲁斯特钠、甲强龙及沙丁胺醇等解痉平喘,呋塞米适当利尿,维持水和电解质平衡,碳酸氢钠纠正酸中毒等对症治疗,经上述治疗后患者意识清楚,球结膜水肿消失,口唇无发绀,双下肢水肿消失,复查血气分析提示二氧化碳分压下降到正常水平,但此时患者出现精神亢奋,经逐一排查后考虑为甲强龙所致,停用后患者精神症状消失。

由于患者咳嗽、咳痰及呼吸困难症状好转,营养状态可,心力衰竭纠正,咳嗽有力,且使用的无创呼吸机参数低(模式 BiPAP:IPAP 10 cmH$_2$O、EPAP 4 cmH$_2$O,吸氧浓度35%,吸气时间 1.0 s,后备呼吸频率为16 次/min),故停用无创呼吸机辅助通气改用鼻导管吸氧 3 L/min,且在吸氧状态下患者咳嗽、咳痰及呼吸困难无加重,体检:意识清楚,球结膜无水肿,口唇无发绀,颈静脉无充盈,双肺未闻及湿啰音,双下肢无水肿。痰培养示:铜绿假单胞菌,根据痰培养结果降阶梯改用头孢哌酮舒巴坦抗感染治疗。复查血气分析提示(FiO$_2$ 29%):pH 7.30,PCO$_2$ 49 mmHg,PO$_2$ 99 mmHg,Na$^+$ 139 mmol/L,K$^+$ 4.6 mmol/L,Ca^{2+} 1.18 mmol/L,Glu 5.9 mmol/L,Lac 0.7 mmol/L,HCO$_3^-$ 23.8 mmol/L,SaO$_2$ 98%。抗感染疗程结束后出院。院外继续吸入平喘药物治疗,并开始肺康复治疗。

二、讨论分析

NIPPV 因操作简单、并发症少、患者易于接受等特点目前已成为临床治疗急性呼吸衰竭的常规手段,尤其是在 COPD 导致的急性呼吸衰竭治疗中取得了公认的效果。但并不是所有 COPD 急性加重期(AECOPD)导致的急性呼吸衰竭患者均适合应用 NIPPV,患者因具备进行 NIPPV 的基本条件(NIPPV 常用通气参数见表 12-1),其中包括意识状况、自主咳痰能力、血流动力学状态,以及患者的主观及客观配合 NPPV 的能力都十分重要[1]。常用的 NIPPV 通气模式有持续气道正压(CPAP)和双相气道正压(BiPAP)。CPAP 是在自主条件下,整个呼吸周期内气道内保持正压,患者完成全部的呼吸功,是 PEEP 在自主呼吸条件下的特殊技术。适用于通气功能正常的低氧血症患者。参数设置仅需设定 CPAP 水平。BiPAP 实际上是压力支持通气(PSV)+呼气末正压(PEEP)或吸气相气道正压(IPAP)+呼气相气道正压(EPAP),在每次自主呼吸情况下根据设定的参数呼吸机都给予患者吸气相和呼气相不同水平的气道正压,以保证患者得到有效的呼吸支持,促进肺泡氧合改善。参数设置包括吸气相气道压力(IPAP)、呼吸相气道压力(EPAP)及后备控制频率。IPAP/EPAP均应从较低水平开始,患者耐受后逐渐上调,直到达到满意的通气和氧合水平。

表12-1　NIPPV常用通气参数的参考值

参数	常用值
潮气量	7~15 mL/kg(标准体重)
备用呼吸频率	10~20 次/min
吸气时间	0.8~1.2 s
吸气压力	10~30 cmH$_2$O
持续气道正压(CPAP)	6~15 cmH$_2$O
呼气末正压(PEEP)	根据患者而定(常用4~8 cmH$_2$O,Ⅰ型呼吸衰竭时需要增加6~12 cmH$_2$O)

注:男性标准体重=50+0.9[身高(cm)-152.4];女性标准体重=45.5+0.91[身高(cm)-152.4]。

此例患者入院时虽已具备气管插管及有创呼吸机辅助通气,但因患者家属主观的意愿,我们选择了BiPAP模式,并根据患者自身的情况制定了个性化的参数。配合患者有效的抗感染、止咳祛痰、解决平喘、纠正心力衰竭及纠正酸中毒治疗,并逐渐下调BiPAP的参数,并序贯给予鼻导管吸氧,最终治愈出院。院外配合肺康复及吸入药物的治疗,明显提升了患者的生活质量。

1.无创机械通气(NPPV)指征:符合下列条件中任意一条。

(1)意识清楚,依从性好,有一定的配合和理解能力,自主咳痰能力较强,血流动力学稳定或仅需少量血管活性物质维持。

(2)对于病情较轻的患者(pH<7.35,PaCO$_2$>45 mmHg)宜尽早应用NPPV。

(3)对于出现轻中度呼吸性酸中毒(pH 7.25~7.35)及明显呼

吸困难(辅助呼吸机参与,R>25 次/min)的 AECOPD 患者,推荐应用 NPPV。

(4)对于严重呼吸性酸中毒(pH<7.25)的 AECOPD 患者,在严密观察的前提下可短时间(1~2 h)使用 NPPV。

常用 NPPV 模式:CPAP、PSV+PEEP(BiPAP)。参数一般采取适应性调节方式,呼气相压力从 2~4 cmH_2O、吸气相压力从 4~8 cmH_2O 开始逐步上调,待患者耐受后再逐渐上调,直至达到满意的通气水平。男性标准体重=50+0.9[身高(cm)-152.4];女性标准体重=45.5+0.91[身高(cm)-152.4]。

2.有创通气指征:符合下列条件中任意一条。

(1)危及生命的低氧血症(PaO_2<50%)或 PaO_2/FiO_2<200 mmHg。

(2)$PaCO_2$进行性升高伴严重酸中毒(pH<7.2)。

(3)严重的意识障碍(如昏迷、昏睡或谵妄)。

(4)严重的呼吸窘迫(R>40 次/min、矛盾呼吸)或呼吸抑制(R<8 次/min)。

(5)血流动力学不稳定。

(6)气道分泌物多且引流障碍,气道保护功能丧失。

(7)NPPV 治疗失败的严重呼吸衰竭患者。

常用模式:A/C、SIMV、PSV、SIMV+PSV。参数调节:呼吸频率依不同模式而各异,吸气时间(0.8~1.2 s)或吸呼比与呼吸频率及吸气时间有关;潮气量(6~10 mL/kg);吸氧浓度能达到目标氧合的适宜浓度。

三、案例总结

急性呼吸衰竭是临床呼吸系统中常见的重症疾病之一,主要是诸多原因而致使肺通气、换气功能发生障碍,患者无法进行正常气体交换而造成缺氧状态,进而引发了一系列的生理功能障碍。典型表现为二氧化碳潴留及严重缺氧,诊断急性呼吸衰竭需结合患者病史、临床表现、血气分析进行判断,同时还需要对其原发疾病进行确定,因此,常采用胸部影像学检查,以及肺功能测定,结果用于指导急性呼吸衰竭的治疗[2]。急性呼吸衰竭处理的重点是保持呼吸道通畅前提下,改善肺泡通气,纠正缺氧和二氧化碳潴留,控制感染,防治多器官功能不全,纠正酸碱失衡和水及电解质紊乱等并发症,从而为基础疾病和诱发因素的治疗争取时间和创造条件。本案例患者有呼吸困难、发绀,体检:嗜睡及肺部可闻及干湿啰音,结合血气分析,需考虑到急性呼吸衰竭的可能,应迅速评估患者的生命体征(T、P、BP、SaO_2),完善血常规、血气分析、床旁胸片、心电图等检查,并建立静脉通道。判断患者是否存在气道阻塞、呼吸异常、脉搏异常,若存在上述情况之一,应给予对症治疗。若无上述情况,需同时快速给予氧疗,并根据血气分析结果判断患者呼吸衰竭的类型,制订适合当前患者的个体化治疗方案(图12-4)。

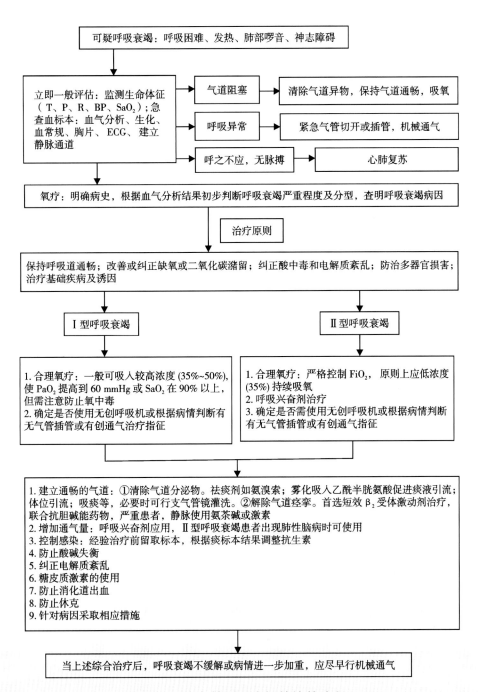

图12-4　急性呼吸衰竭的抢救流程

四、参考文献

[1]中国医师协会急诊医师分会,中国医疗保健国际交流促进会急诊急救分会,国家卫生健康委能力建设与继续教育中心急诊学专家委员会.无创正压通气急诊临床实践专家共识(2018年)[J].临床急诊杂志,2019,20(1):14-24.

[2]黄维雄,钱巧慧,樊海蓉,等.序贯性机械通气策略治疗外科急性呼吸衰竭的效果[J].同济大学学报(医学版),2012,33(4):86-89,107.

案例来源:陆军特色医学中心急诊医学科,欧艳,Email:595497621@qq.com 15730439011

附:急性呼吸衰竭案例教学方案指导

【教学目标与适用对象】

适用人群:急诊医学专业研究生、临床医学本科生。

掌握:急性呼吸衰竭的病因、临床表现、诊断标准、分型、治疗原则。

熟悉:急性呼吸衰竭抢救的流程。

【教学内容】

1.急性呼吸衰竭的病因、临床表现、诊断标准、分型、治疗原则。

2.急性呼吸衰竭抢救的流程。

3.《严重急性低氧性呼吸衰竭急诊治疗专家共识》。

【课堂计划】

教学方法:以问题为导向的互动式教学,预计时间40 min。

学员提前预习:急性呼吸衰竭相关内容(《急诊医学教材》《严重急性低氧性呼吸衰竭急诊治疗专家共识》等)。

▶案例 12 一例咳嗽、咳痰并发呼吸困难患者的诊治 ◀

1. 案例导课,介绍案例基本情况,引出问题一:急性呼吸衰竭发生的原因? 引导学生进行讨论(分组讨论 5～10 min)。

思路:①与呼吸道相关原因,如气道阻塞、肺实质病变、肺血管病变、胸廓胸膜及横膈病变;②呼吸道以外原因,如呼吸中枢、神经肌肉系统疾病。

2. 引出第二个问题:临床如何对急性呼吸衰竭患者进行诊断(分组讨论 5～10 min)?

思路:急性呼吸衰竭应从以下几个方面综合分析,做出诊断。病史(有发生呼吸衰竭的病因,有可能诱发急性呼吸衰竭的病因)、临床表现(有缺氧或伴有二氧化碳潴留的临床表现)。辅助检查:血气分析(成年人位于海平面水平,在静息状态,呼吸空气时,若 $PaO_2 < 60$ mmHg,$PaCO_2$ 正常或低于正常时,即为 I 型呼吸衰竭;若 $PaO_2 < 60$ mmHg,$PaCO_2 \geqslant 50$ mmHg 时,即为 II 型呼吸衰竭)、胸部 X 射线检查(是明确呼吸衰竭的发生原因和病变范围、程度的重要辅助检查。根据胸部 X 射线能了解心脏及气管的状态、骨折、气胸或血胸的存在,以及有无肺炎、肺水肿、肺实变、肺不张等改变)、胸部 CT 检查较为敏感,能够发现相当微细的病理改变,也是急性呼吸衰竭的诊断方法之一。肺功能测定、肺通气/灌注显像等也能为急性呼吸衰竭的病因提供依据。

3. 引出第三个问题:急性呼吸衰竭的治疗方法有哪些(分组讨论 5～10 min)?

思路:治疗原则为在保证呼吸道通畅的条件下,改善通气和氧合功能,纠正缺氧、二氧化碳潴留和代谢功能紊乱,防治多器官功能损害,从而为基础疾病和诱发因素的治疗争取时间和创造条件,但具体措施应结合患者的实际情况而定。①病因治疗;②呼吸支持治疗(保持气道通畅、氧疗、机械通气、体外膜肺氧合);③控制感染、止咳祛痰、解痉平喘、呼吸兴奋剂的应用;④维持循环稳定;⑤营养支持;⑥预防并发症。

【临床思考】

1. 如何早期预防急性呼吸衰竭的发生？

2. 是否存在新的急性呼吸衰竭的检查方法？

3. 此慢性阻塞性肺疾病的患者是否可以使用鼻高流量氧疗？

4. 患者出院后可行哪些非药物干预？

案例 13

一例发热伴发呼吸困难患者的诊治

摘要：患者男,53 岁,因"发热、呼吸困难 2 d"入院。既往无肺部的基础疾病及新型冠状病毒患者及疑似患者的接触史,此次以发热及呼吸困难为主要表现,结合患者病史、体征及辅助检查,诊断为疑似 2019 冠状病毒(coronavirus disease 2019,COVID-19)导致的急性呼吸窘迫综合征,虽经过积极药物及呼吸支持治疗,但患者病情进一步加重,最终导致死亡。

关键词：急性呼吸窘迫综合征;肺部感染;COVID-19

急性呼吸窘迫综合征(ARDS)是由肺泡毛细血管通透性增高导致的急性低氧血症和双肺水肿。COVID-19 全球大流行导致急性呼吸窘迫综合征患者数量激增,其死亡与缺乏有效的抗病毒药物和 ARDS 本身的难治性相关。ARDS 在病因、病理生理、发生机制、临床表现和治疗反应性方面的异质性给临床医生探索理想的呼吸支持和发现新的治疗方法提出了挑战。

一、病案介绍

1. 入院病史：患者男,53 岁,因"发热、呼吸困难 2 d"于 2020-02-08 13:26 就诊于发热门诊。患者于 2 月 2 日出现感冒症状,后逐渐加重,以乏力、咳嗽、咯血、呼吸困难为主要表现。流行病学史：患者工作区域有新冠确诊病例。否认疫区居住或旅行史,否认确诊病例接触史,无聚集性发病。体检:T 37.3 ℃,HR 115 次/min,BP 113/97 mmHg,R 25 次/min,SpO₂ 92%(未吸氧)。轮椅推入,意识清楚,精神极差,反应迟钝,查体不合作,口唇发绀,双肺呼吸音粗,双下肺可闻及湿啰音。心律齐,各瓣膜区未闻及明显杂音,腹部及神经系统查体未见明显异常。辅助检查:白细胞 33.45×10⁹/L,淋巴细胞总数 2.01×10⁹/L,嗜酸性粒细胞总数 18.06×10⁹/L,PCT 0.17 ng/mL。AST 55.3 U/L,ALT 59.6 U/L,尿素 21.73 mmol/L,肌酐 148.9 μmol/L,血气分析示(FiO₂ 33%):pH 7.21,PaCO₂ 92 mmHg,PaO₂ 63.9 mmHg,SaO₂ 92%。氧合指数(PaO₂/FiO₂)193 mmHg。2月9日22时 cTnI 1.39 ng/mL,CK-MB 23.6 ng/mL,Myo>1 000 ng/mL,NT-proBNP 9 367 pg/mL。心脏彩超示:二尖瓣流速增快、左室收缩功能降低。胸片提示双肺下叶多发模糊影,考虑感染(图 13-1A);间隔 5 d 的胸部平片提示:双肺下叶多发模糊影较前明显增多(图 13-B)。

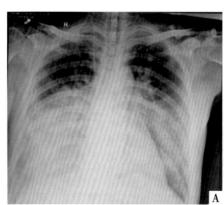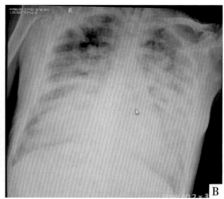

A.双肺下叶可见多发模糊影,考虑感染性病变;B.双肺下叶多发模糊影,与前片比较病灶有增加。

图 13-1　胸部平片

2.诊治经过:患者于 2月8日急诊入院后根据柏林定义明确了重症急性呼吸窘迫综合征的诊断。患者经鼻导管吸氧血氧饱和度不能维持,改为无创呼吸机治疗观察二氧化碳潴留,氧合指数改善不明显,立即经口气管插管呼吸机辅助治疗,高 PEEP(10 ~ 12 mmHg),同时给予甲强龙 40 mg,2 次/d,厄他培南抗感染,止咳祛痰、限制液体、支气管镜检查等治疗措施。2 月 10 日患者两次核酸检测阴性,排除 COVID-19,结合患者床旁胸片、血气分析、血常规考虑诊断:①重症肺炎;②嗜酸性粒细胞增多症;③ARDS。经激素冲击、呼吸机辅助治疗后,患者氧合指数 267 mmHg,循环稳定,于 2 月 10 日16:00 转入中心 ICU。但患者逐渐出现多器官功能障碍综合征(MODS),且循环衰竭不能纠正,家属放弃进一步治疗,患者死亡。

▌二、讨论分析

呼吸支持、肺保护性通气其目的是纠正顽固性低氧血症,防止肺泡塌陷,减轻肺水肿,改善氧合,减轻呼吸肌疲劳。由于患者急性起病,$PaO_2/FiO_2 \leqslant 200$ mmHg,胸部 CT 显示双肺均有斑片状阴影,心脏彩超提示无左心房压力增高,故 ARDS 诊断明确。由于吸氧及无创呼吸机辅助通气治疗均不能有效纠正缺氧和改善二氧化碳潴留,遂选用气管插管及有创呼吸机辅助通气。尽管高潮气量(大于 10 mL/kg 预计体重)和提高气道平台压可能会增加肺复张,但在 ARDS 患者中,大潮气量可能会导致肺过度拉伸,引起肺及全身的炎症细胞反应。潮气量的减少可减轻呼吸机诱发的肺损伤,从而改善患者预后。美国胸科学会临床实践指南中,对于所有 ARDS 患者,强烈建议使用较低的潮气量(4 ~ 8 mL/kg 预计体重)和较低的吸气平台压力(Pplat <30 cmH_2O)进行机械通气。使用 PEEP 通常可以改善气体交换,并有助于减少对高 FiO_2 需求。此外,适当的 PEEP 可能会维持肺复张,改善肺顺应性和减少因反复打开和关闭肺泡诱发的肺损伤。在中重度 ARDS 患者中,PEEP 应至少设置为 5 cmH_2O,采用较高 PEEP 时,ARDS 患者的病死率会降低。但在轻度 ARDS,高水平的 PEEP 与低水平的 PEEP 相比病死率无明显统计学差异。无创正压通气(NIPPV)在 ARDS 患者治疗

中的潜在优势在于避免过度通气、减少有创通气相关的并发症,但延迟气管插管可能导致患者病死率增加。在 NIPPV 选择上,ARDS 患者使用头盔 NIPPV 治疗较面罩 NIPPV 治疗可显著减低插管率,头盔 NIPPV 90 d 病死率也显著降低。在高 PEEP 通气的基础上增加俯卧位通气能够进一步增加肺通气,也减少局部过度充气,减少呼吸周期中小气道的打开或关闭,减少呼吸机诱发的肺损伤风险。另外,俯卧位通气能够改善通气/血流比值,从而改善氧合指数和二氧化碳的清除。体外膜肺氧合(ECMO)可以清除体内二氧化碳、改善氧合、降低机械支持和呼吸机诱发的肺损伤风险。ECMO 应该应用于重症 ARDS 患者,并在经验丰富的 ECMO 中心进行[1]。

三、案例总结

急性呼吸窘迫综合征是一种以非心源性肺水肿所致双肺弥漫性阴影和严重低氧血症为特点的急性呼吸系统疾病,虽然 ARDS 被称为柏林定义(表 13-1)的系统性临床定义,但目前仍然没有一种检测手段可以确诊或排除该疾病。本案例以疑似 COVID-19 所致的 ARDS 为例,讲述了 ARDS 的诊断流程(图 13-2),为临床工作提供一定的指导。

表 13-1　ARDS 柏林定义

项目	定义
发病时间	1 周以内出现急性或进展性呼吸困难
胸部影像学	双肺浸润影,不能完全用胸腔积液、肺叶或全肺不张和结节影解释
肺水肿起因	不能完全用心力衰竭和液体负荷过重解释 无危险因素时可行超声心动图等检查排除心源性肺水肿
氧合指数	PaO_2 的监测都是在机械通气参数 PEEP/CPAP 不低于 5 cmH_2O 的条件下测得
轻度	200 mmHg$<PaO_2/FiO_2 \leq$300 mmHg
中度	100 mmHg$<PaO_2/FiO_2 \leq$200 mmHg
重度	$PaO_2/FiO_2 \leq$100 mmHg

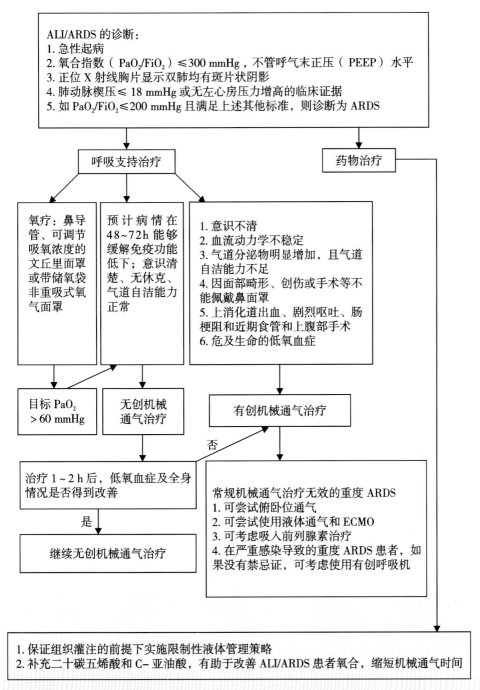

图 13-2 急性肺损伤(ALI)/急性呼吸窘迫综合征(ARDS)诊疗流程

四、参考文献

[1]李茂新,李秋玲,李嘉欣.急性呼吸窘迫综合征的诊疗研究进展[J].疑难病杂志,2021,20(3):304-309.

案例来源: 陆军特色医学中心急诊医学科,欧艳,Email:595497621@qq.com 15730439011

附:急性呼吸窘迫综合征案例教学方案指导

【教学目标与适用对象】

适用人群:急诊医学专业研究生、临床医学本科生。

掌握:急性呼吸窘迫综合征的病因、临床表现、诊断标准及治疗方案。

熟悉:急性呼吸窘迫综合征的病理生理及发病机制。

【教学内容】

1.急性呼吸窘迫综合征的病因及病理生理。

2.急性呼吸窘迫综合征的临床表现、诊断标准。

3.急性呼吸窘迫综合征的治疗方案。

【课堂计划】

教学方法:以问题为导向的互动式教学,预计时间40 min。

学员提前预习:急性呼吸窘迫综合征的相关内容(《急诊医学》教材、《急性呼吸窘迫综合征诊治中国专家共识》等)。

1.案例导课,介绍案例基本情况,引出问题一:ARDS 的发生原因?

思路:以此病例为例,引出 ARDS 发生的原因,引导学生比较肺内直接因素与肺外间接因素在哪些方面存在不同。

2.引出第二个问题:当怀疑患者存在 ARDS 时,该如何选择检查明确诊断?

思路:胸部CT是诊断ARDS常用的检查方法,常发现双肺浸润影,CT还能显示肺部的气压伤或局部的感染,胸部CT发现ARDS患者病变呈不均一性,包括重力依赖区肺水肿和严重的肺泡塌陷。超声心动图,排查有无心源性肺水肿。床旁肺功能监测,ARDS时肺顺应性降低,无效通气量比例(VD/VT)增加,但无呼气流速受限。顺应性的改变对严重性评价和疗效判定有一定意义。血流动力学监测,用于ARDS与急性左心衰竭临床表现鉴别有困难时,通常测定肺动脉楔压(PCWP),如果>18 mmHg,则支持左心衰竭的诊断。动脉血气分析检查,判断其是不是ARDS及严重程度。

3. 引出第三个问题:ARDS应该在严密的病情监护下进行治疗,目前无特效的治疗措施,主要根据其病理生理变化和临床表现,采取综合性支持治疗措施,治疗的目标包括维持生命体征、改善氧合功能、纠正缺氧状态、保护器官功能、治疗原发病和防止并发症。

思路1:根据吸氧后低氧血症的改善程度调整氧疗方式,可选择经鼻导管或者面罩高流量吸氧,常规的氧疗大多数难以奏效,常需机械通气。

思路2:当患者意识清楚,能够自主排痰,血流动力学稳定且能够耐受,可以尝试无创机械通气。无创机械通气治疗1~2 h后,如果低氧血症不能改善或全身情况恶化,应及时气管插管及有创呼吸机辅助通气。

思路3:采取肺保护性通气策略进行有创通气,气道平台压力不超过30 cmH_2O。常常通过降低潮气量来限制平台压力,此时允许二氧化碳潴留($PaCO_2$的上升速度5~10 mmHg/h,$PaCO_2$最好不超过70 mmHg),使血pH值适度降低,即允许的高碳酸血症,一般主张维持血pH值>7.20。可以采用肺复张方法促进AEDS患者塌陷肺泡复张,改善氧合,目前推荐采用恒压通气方式实施控制性肺膨胀,即保护吸气压力 30 ~ 45 cmH$_2$O 维持 30 ~ 40 s。但使肺复张方法可能影响患者的循环状态。充分复张塌陷的肺泡后应用适当水平的 PEEP 可以防止呼气末肺泡塌陷,并避免肺泡周期性塌陷开放而产生的剪切力,主张使用能够阻止肺泡塌陷的最低 PEEP (一般选择 8 ~ 12 cmH$_2$O),有条件时,可以根据静态 P–V 曲线低位转折点压力 +2 cmH$_2$O 来确定 PEEP。

【临床思考】

既然早期发现 ARDS 并经过积极的治疗能有效地提高 ARDS 的治愈率,那我们应该如何早期发现 ARDS?

案例 14

一例胸闷气促患者的诊治

摘要：患者男，21岁，因"突发胸闷、气促40 min"急诊入院。既往有原发性血小板增多症病史，平素用药不规律。以突发胸闷、气促为主要表现，伴口唇麻木、双手痉挛，无胸痛、无咳嗽咳痰。体检：稍烦躁，呼吸急促，心肺腹均未见其他阳性体征。心电图提示Ⅱ、Ⅲ、aVF导联ST段轻度抬高，异常Q波；血气分析提示呼吸性碱中毒合并高乳酸血症。给予补钾、镇静等对症处理后，复查心电图及心肌损伤标志物异常，最终确诊为AMI。给予阿司匹林、氯吡格雷双联抗血小板聚集、抗凝、保胃、调脂、扩冠、营养心肌等治疗。临床效果满意，随访患者无不适。

关键词：胸闷；急性心肌梗死；血小板增多症

急性心肌梗死（AMI）合并原发性血小板增多症发病率较低，目前尚未有大规模的临床数据研究。AMI的主要病因为冠状动脉粥样斑块破裂或糜烂，也可由冠状动脉痉挛、栓塞等所致。血栓形成是AMI发病的关键环节，血小板发挥着重要作用。多数情况下，血小板处于中间环节，斑块破裂后，内皮下基质不规则暴露，触发血小板黏附及聚集；而AMI合并血小板增多症时，血小板增多则可成为心肌梗死的始发因素，有报道血小板增多症患者罹患急性心肌梗死的比例高达9.4%[1-2]。但由于临床报告较少，发病机制仍不明确，治疗欠规范，需多中心、长时间随访研究，提升诊疗水平，改善预后。

一、病案介绍

1. 入院病史：患者男，21岁，因"突发胸闷、气促40 min"于2016-09-17 16:45急诊入院。40 min前跑步下二楼后出现胸闷，呼吸急促，伴口唇麻木、双手痉挛，无胸痛、无咳嗽咳痰等其他伴随症状。既往有原发性血小板增多症、颅内感染、颅内高压病史，未规律口服阿司匹林及羟基脲治疗血小板增多症。发病前1周有感冒史，发病前2 h在网吧上网，回学校后紧急集合，跑步下楼后出现上述症状。体检：T 36.8 ℃，HR 79 次/min，BP 122/78 mmHg，R 38 次/min，SpO_2 98%。急性病容，稍烦躁，呼吸急促，查体合作，余心肺腹均未见阳性体征。辅助检查：血气分析，pH 7.74，$PaCO_2$ 9 mmHg，PaO_2 160 mmHg，K^+ 2.6 mmol/L，Lac 6.3 mmol/L，HCO_3^- 12.2 mmol/L。心电图提示：Ⅱ、Ⅲ、aVF 导联 ST 段轻度抬高，异常 Q 波，$V_2 \sim V_3$ 导联 ST 段压低。血常规：白细胞 12.69×10^9/L，血小板 702×10^9/L。心肌损伤标志物（CK-MB、肌红蛋白、超敏肌钙蛋白）、肝肾功能、生化、凝血功能、BNP 均正常。

2. 诊治经过：入院后初步诊断如下。①过度换气综合征；②呼吸性碱中毒并代谢性酸中毒；③低钾血症；④高乳酸血症；⑤原发性血小板增多症。给予面罩，异丙嗪25 mg 肌内注射，安定10 mg 肌内注射，补钾1 g。发病2 h后复查血气：pH 7.58，$PaCO_2$ 18 mmHg，PaO_2 118 mmHg，K^+ 3.2 mmol/L，Lac 4.2 mmol/L，HCO_3^- 16.9 mmol/L。复查心电图：Ⅱ、Ⅲ、aVF 导联 ST 段回落正常，异常 Q 波。患者症状明显缓解，精神状态好转，生命体征正常。继续给予补钾、补液治疗。发病4 h后再次复查心肌损伤标志物：CK-MB 189.80 μg/L，肌红蛋白 475.0 μg/L，超敏肌钙蛋白2.10 μg/L。诊断：急性冠脉综合征（ACS）-急性心肌梗死（AMI）。急诊入院，行冠脉 CTA 提示：双侧冠状动脉多发软化斑块，血管腔狭窄程度25%~80%，以左前降支近段狭窄明显。冠状动脉造影结果提示：右冠优势型；左冠主干未见明显狭窄,前降支血管近中段狭窄30%～40%(图14-1),TIMI 3级;回旋支血管开口轻微狭窄,中段狭窄30%～50%(图14-2),与第二钝缘支交界处以下局限性狭窄约70%(图14-3),TIMI 3级;右冠血管近段狭窄约20%,TIMI 3级。给予阿司匹林、氯吡格雷双联抗血小板聚集、抗凝、保胃、调脂、扩冠、营养心肌等治疗。1周后出院,随访患者无特殊不适。

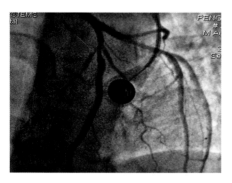

图14-1　前降支血管近中段狭窄
　　　　30%～40%

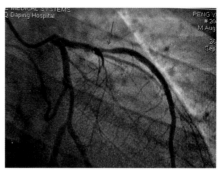

图14-2　回旋支血管开口轻微狭
　　　　窄,中段狭窄30%～50%

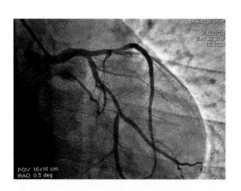

图14-3　与第二钝缘支交界处以
　　　　下局限性狭窄约70%

二、讨论分析

1. 血小板增多导致血栓形成的原因：目前研究发现，约 30% 原发性血小板增多症患者有静脉及动脉血栓形成，多见于肢体，颈内和其他内脏部位动脉也可形成血栓[3]。血小板增多及其活性能改变血液黏度，使炎症细胞聚集，加重心脏负荷，影响心脏功能。而本例患者既往有原发性血小板增多症，活化的血小板产生内皮细胞和白细胞介导的炎性物质，可引起单核细胞黏附和迁移，这些活化的黏附分子和趋化因子可增加白细胞的活化，并产生活性氧分子和基质金属蛋白酶，导致动脉斑块不稳定从而增加动脉粥样硬化的炎症过程和进展，是 ACS 或非 ST 段抬高 AMI 的原因之一[4]。Nikolsky[5] 等首次发现复发性的 AMI 血小板计数与死亡率之间存在相关性，表明血小板是冠心病和心血管事件重要危险因素之一。因此，AMI 抗血小板治疗是影响住院患者死亡率的一个重要因素。本例患者年仅 21 岁，既往患有原发性血小板增多症，无高血压、糖尿病、高血脂、吸烟、ACS 家族史等常见的 ACS 高危因素，且患者早期心电图 ST 段抬高不典型，心肌损伤标志物均正常等因素对疾病早期诊断有一定的干扰，未能第一时间明确诊断。

2. 容易导致误诊的原因：①青年患者 21 岁，无冠心病发病常见的高危因素且临床症状不典型。超急性期心肌酶及超敏肌钙蛋白尚未释放入血，对诊断意义不大，仍需动态连续观察心电图及超敏肌钙蛋白。②对原发性血小板增多症导致的 AMI 认识不足，局限于年龄、高危因素等的影响，而忽略了入院时心电图已有 Q 波及 ST 段改变。③受制于临床常见病的思维局限，用过度换气综合征解释患者症状及心电图改变，缺乏重症思维。

三、案例总结

该患者年仅 21 岁，发病时以过度换气为主要表现，并非典型的胸痛症状,且无高血压、糖尿病、高血脂、吸烟、急性冠脉综合征(ACS)家族史等常见的 ACS 高危因素,容易而造成误诊、漏诊。由原发性血小板增多症导致的急性冠脉综合征虽较少见,对疾病的诊断仍应采取降阶梯的思维模式,先排除致命性疾病,最后再考虑功能性疾病,如过度换气综合征的诊断是需要排除其他器质性疾病的。对疑似 AMI 的患者连续动态的观察尤为重要,该患者经镇静治疗后症状明显缓解,之所以未漏诊,得之于 4 h 后的动态复查。

四、参考文献

[1]宋巧玲,屈纪富.青年原发性血小板增多致急性冠脉综合征 1 例误诊分析[J].临床急诊杂志,2018,19(4):272-273.

[2]王咏,郭蔚,周华.急性心肌梗死合并血小板增多症诊疗进展[J].心血管病学进展,2018,39(3):416-420.

[3]陈灏珠.实用内科学[M].12 版.北京:人民卫生出版社,2005:603-604.

[4]SLAVKA G, PERKMANN T, HASLACHER H, et al. Mean platelet volume may represent a predictive parameter for overall vascular mortality and ischemic heart disease[J]. Arterioscler Thromb Vasc Biol,2011,31(5):1215-1218.

[5]NIKOLSKY E,GRINES C L,COX D A,et al. Impact of baseline platelet count in patients undergoing primary percutaneous coronary intervention in acute myocardial infarction(from the CADILLAC trial)[J]. Am J Cardiol,2007,99(8):1055-1061.

案例来源:陆军特色医学中心急诊医学科,宋巧玲,Email: 380792566@ qq. com

附:原发性血小板增多导致急性心肌梗死案例教学方案指导

【教学目标与适用对象】

适用人群:急诊医学专业研究生、临床医学本科生。

掌握:急性心肌梗死的临床表现、诊断及鉴别诊断、治疗原则。

熟悉:急性心肌梗死的病因、血栓形成的机制。

【教学内容】

1. 急性心肌梗死的临床表现、诊断及鉴别诊断、治疗原则。

2. 心肌损伤标志物动态演变过程。

3.《急性 ST 段抬高型心肌梗死诊断和治疗指南(2019)》。

4. 原发性血小板增多导致血栓形成的机制。

【课堂计划】

教学方法:以问题为导向的互动式教学,预计时间 40 min。

学员提前预习:急性心肌梗死与原发性血小板增多症相关内容[《内科学》教材、《急性 ST 段抬高型心肌梗死诊断和治疗指南(2019)》]。

1. 案例导课,介绍案例基本情况,引出问题一:该患者可能的诊断是什么? 引导学生进行讨论(分组讨论 5～10 min)。

思路 1:青年男性,急性起病,病前有情绪激动(紧急集合)诱因,既往有原发性血小板增多症病史。

思路 2:患者临床表现以胸闷为主要表现,并非典型胸痛的表现,引导学员对于非典型症状的重视。

2. 引出第二个问题:如何明确诊断(分组讨论 5～10 min)?

思路:该患者症状并不典型,初步诊断可能误诊为"过度换气综合征";结合该患者心电图改变有异常,初次心肌损伤标志物正常,对正确诊断可能造成干扰。

3. 引出第三个问题:心肌损伤标志物是如何变化的(分组讨论5~10 min)?

思路:该患者初次就诊时心肌损伤标志物正常,4 h 后动态复查肌钙蛋白明显升高,符合心肌损伤标志物动态演变过程。

4. 引出第四个问题:诊断明确后,如何治疗?

思路1:明确 STEMI 的患者可根据现实条件选择合适的再灌注策略,包括直接 PCI(PPCI)、转运 PCI 或静脉溶栓治疗、溶栓后转运PCI 和溶栓,介入序贯再灌注治疗等。

思路2:非 ST 段抬高急性冠脉综合征(NSTE - ACS),由于NSTE-ACS 患者的病情严重程度差异大,应建立基于危险分层的治疗策略,根据病情危险程度分层施治。初步评估或再次评估明确为极高危的患者,应在2 h 内实施紧急介入治疗,对高危患者指南建议选择24 h 内行早期介入治疗,对于症状或缺血反复发作的中危患者可在72 h 内选择介入治疗。

【临床思考】

1. 原发性血小板增多症导致的血栓与常见的急性心肌梗死血栓有何不同?

2. 简述过度换气综合征的诊断思路。

案例 15

一例急性胸背部疼痛患者的诊治

摘要：患者男，65 岁，因"突发头痛、胸背痛 7 h"入院。既往有高血压病史，口服降压药血压约 140/90 mmHg。7 h 前出现头痛，性质不剧烈，继而波及胸背部，呈撕裂样疼痛，并向肩背部放散，休息后未见明显缓解。体检：血压 75/54 mmHg，意识清楚，对答切题，心肺腹未见明显异常，心电图、心肌损伤标志物无明显异常，血气分析提示高乳酸血症。立即给予补液维持循环稳定，完善胸腹部 CT 考虑主动脉夹层，心血管外科行体外循环+主动脉瓣成形术+主动脉根部成形术+升主动脉置换术+血栓清除术。住院 19 d，好转出院。

关键词：胸痛；主动脉夹层；高血压

急性主动脉夹层（AAD）是由于主动脉内膜撕裂后，腔内血液从内膜破口进入主动脉中膜，而形成夹层血肿，并沿着主动脉壁向周围延伸剥离，造成真假两腔的严重心血管急、危、重症，病死率高。大多数夹层需手术甚至急诊手术治疗。尽早手术干预，对提高本病生存率及预后尤为重要。多数胸痛患者发病首先会至急诊科就诊，而 AAD 患者最典型的表现就是突发胸痛。因此，早期识别AAD 具有重要的临床意义。

一、病案介绍

1. 入院病史:患者男,65 岁,因"突发头痛、胸痛 7 h"来院。7 h 前患者无明显诱因出现头痛,尚能忍受,继而波及胸背部,呈撕裂样疼痛,性质剧烈,并向肩背部放散,伴恶心,无呕吐,休息后未见明显缓解,胸痛与呼吸、体位改变无关,无晕厥、咯血、呼吸困难,无发绀、心悸,无意识丧失。患者有高血压病史 9 年,最高血压不详,平素血压控制在 140/90 mmHg 左右;确诊"肾结石"24 年,并在外院行"右肾切除术"。体检:T 36.6 ℃,R 20 次/min,HR 70 次/min,左上肢 BP 75/54 mmHg,右上肢 BP 80/55 mmHg,意识清楚,精神差,对答切题,双肺呼吸音粗,未闻及干湿啰音,心音遥远,节律整齐,未闻及杂音。余查体无异常。

2. 诊治经过:患者立即入抢救室,建立静脉通道,快速补液,维持血压(90~110)/(60~65)mmHg。同时完善相关检查,动脉血气分析(未吸氧)pH 7.40,$PaCO_2$ 27 mmHg,PaO_2 128 mmHg,K^+ 4.1 mmol/L,Lac 4.3 mmol/L,HCO_3^- 22.9 mmol/L,Hb 123 g/L。心电图、心肌损伤标志物、BNP 均正常,暂排除 AMI。考虑诊断胸背痛待查:主动脉夹层? 肺动脉栓塞? 完善颈胸腹部增强 CT:主动脉夹层(Stanford A 型)(图 15-1),升主动脉起始部至腹主动脉下段分叉处血管改变,考虑夹层;心包积液/血。血常规:白细胞 $10.86×10^9$/L,中性粒细胞百分比 88.9%;D-二聚体 2 849.6 μg/L;肌酐 104.8 μmol/L;肝功能、生化未见明显异常。请心血管外科会诊后急诊行体外循环+主动脉瓣成形术+主动脉根部成形术+升主动脉置换术+血栓清除术(图 15-2)。住院 19 d,术后恢复良好,门诊随访无特殊。

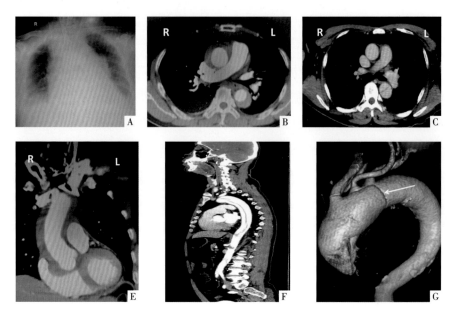

A.纵隔影显著增宽;B.升主动脉及胸主动脉内血肿;C、E.典型的夹层可见主动脉内线形低密度影(箭头所示),主动脉内膜撕裂;D.该患者升主动脉内血肿;F.血管重建后可见升主动脉夹层。

图 15-1　胸腹部增强 CT

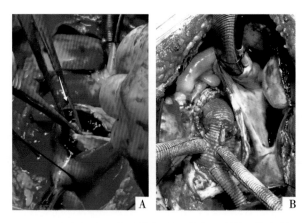

A.术中探查见主动脉夹层及其内血凝块(箭头所示);B.主动脉根部成形,升主动脉、弓部替换及弓上分支重建。

图 15-2　手术治疗

二、讨论分析

1. 急性胸痛：是临床上常见的症状之一。不同病因导致的胸痛既可相似，又有不同特征，表现可以是不同部位、不同性质和不同程度的疼痛，其伴随症状亦各不相同。急性胸痛病因繁多、病情严重性差异极大，包括急性冠脉综合征（ACS）、以急性主动脉夹层（AAD）为主的急性主动脉综合征（AAS）、以急性肺栓塞（APE）为主的急性肺动脉综合征及张力性气胸等高危胸痛，也包括稳定型冠心病、胃食管反流病、肋间神经痛、神经官能症等中低危胸痛。

2. 危险分层与病情评估[1]：胸痛病因繁多，需立即对胸痛的危险程度做出评估，致命性胸痛需要立即进入抢救流程，中危胸痛需动态评估与监测，低危胸痛需合理分流。

（1）胸痛且伴有下列任一情况者，应当立即进入监护室或抢救室：①意识改变；②动脉血氧饱和度低（<90%），呼吸衰竭；③血压显著异常；④影响血流动力学的严重心律失常；⑤既往有冠心病病史，此次发作使用硝酸酯类药物不缓解；⑥既往有马方综合征，伴有严重高血压；⑦伴呼吸困难，患侧胸廓饱满。

（2）胸痛伴有下列任一情况者，应当尽快进行监护，并完善相关检查：①长期卧床、长途旅行者，突发胸痛且持续不缓解；②确诊肿瘤、下肢静脉血栓者突发胸痛且持续不缓解；③既往无冠心病病史，突发胸痛伴有喘憋；④伴咯血；⑤近4周内有手术，并有制动史；⑥合并多种心血管病高危因素；⑦长期高血压控制不佳。

该患者分诊时发现血压低，立即入抢救室，稳定循环后完善相关检查，明确诊断，因此，急性胸痛危险分层及病情评估十分重要。

3. 致命性胸痛的判断：接诊胸痛患者后，除关注患者血流动力学、心电图外，还应注意胸痛持续时间，结合病史、症状、查体、辅助检查等快速识别高危 ACS、AAD、APE、张力性气胸等致命性胸痛疾病。

病史:①是否有高血压、糖尿病、血脂异常、吸烟史、冠心病家族史等心血管危险因素;②是否有长途乘车和飞行史、下肢静脉炎、骨折、卧床等深静脉血栓形成危险因素;③是否有肺大疱、肺结核等慢性肺病病史或剧烈咳嗽、体型瘦长等危险因素。

症状:ACS 症状主要包括发作性胸部闷痛、压迫感或憋闷感、濒死感,部分患者可放射至上肢、后背部或颈部,劳累、情绪激动、气候骤变等均可诱发,持续数分钟至数十分钟,休息或硝酸甘油可缓解,持续时间超过 20 min 未缓解,需考虑 AMI 的可能性;AAD 及大血管疾病多表现为持续撕裂样胸、背痛,可伴血压明显升高、双侧肢体血压差别较大等,该患者就诊时已出现循环衰竭,所以表现为低血压,其疼痛性质也符合 AAD;APE 常伴呼吸困难或咯血,同时合并氧饱和度下降,甚或晕厥、猝死;张力性气胸患者表现为极度呼吸困难,缺氧严重者出现发绀,甚至窒息。

体检:要注意血压及四肢血压是否对称、有无心脏和外周血管杂音、肺动脉第二心音是否亢进、双肺呼吸音是否对称、下肢周径是否存在不对称、有无静脉炎或水肿等情况。

辅助检查:所有胸痛患者在首次医疗接触后应在 10 min 内完成心电图检查,并动态观察;根据疑似诊断选择肌钙蛋白、D-二聚体、脑钠肽、血气分析、凝血功能、血生化检验等;超声、X 射线、CT、CTA 检查等(胸痛三联 CTA 可同时鉴别 ACS、AAD、APE 三种高危胸痛)也是明确诊断并评估病情的常用手段。

4. 急性主动脉夹层(AAD)分型:目前临床上应用比较多的是 Stanford(Stanford A 和 Stanford B)和 DeBakey(Ⅰ ~ Ⅲ)两种分型方法,Stanford 分型在临床实践中较常用,分型的依据为是否累及升主动脉,Stanford A 型:累及升主动脉的夹层;Stanford B 型:夹层累及左锁骨下动脉开口以远的降主动脉。A 型最常见的症状是前胸痛,B 型最常见背痛和腹痛。其余根据不同类型的有转移性疼痛、主动脉瓣关闭不全、心脏压塞、心肌缺血或梗死、心力衰竭、胸腔积液、晕厥、主要神经功能缺损(昏迷、卒中)、脊髓损伤、肠系膜缺血、急性肾衰竭等不同表现。对于所有的 AAD 患者,首先应进行药物镇痛及血压控制,再根据类型选择合适的手术方式。本例患者在入院后出现循环衰竭,快速给予扩容后维持收缩压在 90 ~ 110 mmHg。对于急性 A 型夹层,传统开胸手术是首选的手术方式,手术时间越早越有利于提高患者生存率。

三、案例总结

AAD 是一种凶险的心血管急症,即使及时进行积极的治疗,仍然可能快速致死。本案例患者既往有明确的高血压病史,此次发病有明确的突发难以忍受的胸背部疼痛,来院时血流动力学不稳定,无明显四肢冰凉、晕厥等表现,单从症状上不能除外 ACS,快速补液后维持循环稳定,完善心电图及心损标志物后排除 ACS;胸腹部增强 CT 明确诊断。AAD 患者发病 48 h 内,病死率以每小时增加 1% 的速度增长,1 周时达到 70% ,3 个月可高达 90%[2]。本例患者接诊后迅速查体,在完善动脉血气分析、心电图、心肌损伤标志物等检查后考虑主动脉夹层可能性大,在对症处理的同时立即完善 CT 检查明确诊断,并尽快联系专科收入院进一步手术治疗,对患者的生存率及预后均有较大影响(图 15-3)。

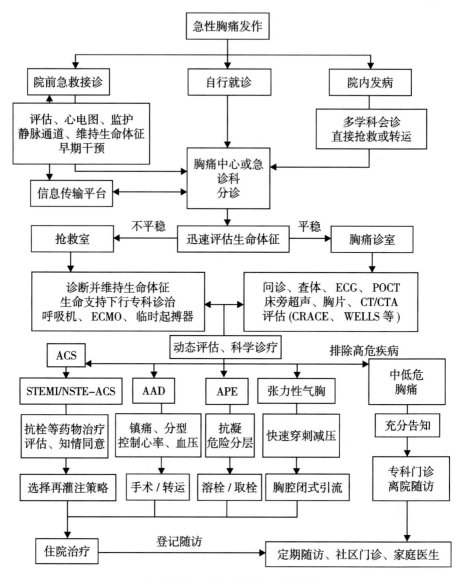

图 15-3　急性胸痛诊疗流程

四、参考文献

[1]中华医学会急诊医学分会.急性胸痛急诊诊疗专家共识(2019)[J].中华急诊医学杂志,2019,28(4):413-420.

[2]中国医师协会心血管外科分会大血管外科专业委员会.急

性主动脉综合征诊断与治疗规范中国专家共识(2021 版)〔J〕. 中华胸心血管外科杂志,2021,37(5):257-269.

案例来源: 陆军特色医学中心急诊医学科、心血管外科,朱芮,Email:zhur2017@ foxmail. com

附:主动脉夹层案例教学方案指导

【教学目标与适用对象】

适用人群:急诊医学专业研究生、临床医学专业住培生。

掌握:主动脉夹层的临床表现、诊断及鉴别诊断、分型、治疗原则。

熟悉:主动脉夹层的病因、诱因、手术治疗。

【教学内容】

1. 主动脉夹层的临床表现、诊断及鉴别诊断、分型、治疗原则。

2. 主动脉夹层分类依据。

3.《急性主动脉综合征诊断与治疗规范中国专家共识(2021 版)》。

【课堂计划】

教学方法:以问题为导向的互动式教学,预计时间 40 min。

学员提前预习:《急性胸痛急诊诊疗专家共识》(2019)。

1. 案例导课,介绍案例基本情况,引出问题一:该患者可能的诊断是什么? 引导学生进行讨论(分组讨论 5 ~ 10 min)。

思路 1:中年男性,急性起病,有高血压病史,表现为突发胸背痛,应引起重视,问诊过程中应仔细询问胸痛的性质程度及持续时间,以利于区分是否为致命性胸痛。

思路 2:突发胸背部疼痛的患者,需要怎样查体及完善哪些辅助检查。

2.引出第二个问题:如何明确诊断(分组讨论 5~10 min)?

思路:主动脉夹层的鉴别诊断,肺栓塞、急性心肌梗死;给出胸部 CTA 结果(图片高清、典型的主动脉夹层图像)。鉴别诊断:给出典型心肌梗死心电图、肺栓塞影像图片。

3.引出第三个问题:结合检查结果,该患者的明确诊断是什么(分组讨论 5~10 min)?

思路:诊断明确,是否合并其他重要器官并发症可能。

4.引出第四个问题:下一步需如何处理?

思路:结合指南给出标准治疗方案。

【临床思考】

主动脉夹层如何与其他致死性胸痛鉴别?

案例 16

一例颅脑创伤患者术后晕厥发作的诊治

摘要：患者男，49 岁，因"外伤后出现意识障碍、头部活动性出血 1 h"入院。入院后先后进行 3 次手术，颅内血肿清除术、颅骨修补术、凹陷性骨折整复术。凹陷性骨折整复术后第二日突发晕厥，意识障碍，呼之不应，疼痛刺激肢体可见回缩。床旁心电图提示窦性心动过速，电轴不偏，$S_I Q_{III} T_{III}$。肺动脉 CTA 提示右下肺动脉起始段、基底干及分支动脉多发肺栓塞。经抗凝治疗后复查心电图窦性心律，正常心电图。头颅磁共振提示皮质梗死。患者出院时意识清楚，言语流利，独自下地行走。

关键词：创伤；晕厥；肺栓塞；皮层梗死

肺栓塞是以各种栓子阻塞肺动脉或其分支为其发病原因的一组疾病或临床综合征的总称，包括肺血栓栓塞（PTE）、脂肪栓塞综合征、羊水栓塞、空气栓塞、肿瘤栓塞等，其中以 PTE 为肺栓塞的最常见类型。引起 PTE 的血栓主要来源于下肢的深静脉血栓形成（DVT）。PTE 和 DVT 合称为静脉血栓栓塞症（VTE）。VTE 是医院内非预期死亡的重要原因，已经成为医院管理者和临床医务人员面临的严峻问题。国内外研究数据提示，无论是外科手术还是内科住院患者，40% ~ 60% 的患者存在 VTE 风险。颅脑创伤常常伴有意识障碍和肢体活动障碍，且颅脑创伤手术时间较长，此类患者的VTE 风险评分常常是高危。尽管我们采取了 VTE 的预防性措施,但在患者出现晕厥时,仍需针对晕厥进行鉴别。

一、病案介绍

1. 入院病史:患者男,49 岁,因"外伤后出现意识障碍、头部活动性出血 1 h"入院,工友诉 1 h 前患者被重物砸伤后头枕部出现活动性出血,进而出现意识障碍,呼之不应,呕吐,小便失禁。入院体检:HR 76 次/min, R 19 次/min, BP 159/66 mmHg, 血氧饱和度 92%。枕部见长约 10 cm 的皮肤裂伤,伤口深达颅骨,伴活动性出血。深昏迷,GCS 5 分,双侧瞳孔不等大,右侧 3 mm,左侧 1 mm,对光反射迟钝。四肢疼痛刺激无肢体回缩,双侧病理征阴性。头颅 CT (图 16-1A)示:双侧额部及右侧颞部顶硬膜下血肿,右侧颞部明显;蛛网膜下腔出血。中线左偏,脑室受压、变窄。左侧顶、颞骨及枕骨双侧、左侧蝶骨小翼骨折;左侧顶、颞枕部及左侧颈部软组织肿胀、积气。诊断:右侧额颞顶急性硬膜下血肿;脑疝;右侧额颞脑挫伤伴血肿形成;创伤性蛛网膜下腔出血;左侧顶颞骨及枕骨双侧、左侧蝶骨小翼骨折;左侧顶部皮肤裂伤。

2. 诊治经过:入院后急诊行颅内多发血肿清除,去颅骨瓣减压手术。术后 1 个月查体意识清楚,语言不流利,对答切题,双侧瞳孔等大等圆,3 mm,对光反射灵敏,颈软,四肢肌力 V 级,双侧病理征阴性。再次行右侧额颞顶枕颅骨缺损修补术。术后恢复良好。1 个月后行左侧颞顶凹陷骨折整复手术。麻醉复苏后查体与术前无改变。次晨打喷嚏后出现意识障碍,呼之不应,疼痛刺激可见肢体回缩。床旁心电图(图 16-2A)提示窦性心动过速,电轴不偏,$S_1Q_{\mathrm{III}}T_{\mathrm{III}}$,不除外肺栓塞。四肢动静脉彩超示左侧腘静脉血流缓慢。肺动脉 CTA(图 16-2C、D)右下肺动脉起始段、基底干及分支动脉多发肺栓塞。经抗凝治疗后复查心电图(图 16-2B)窦性心律,正常心电图。头颅磁共振提示皮质梗死(图 16-1B)。患者出院时意识清楚,言语流利,独自下地行走。

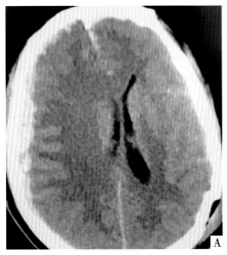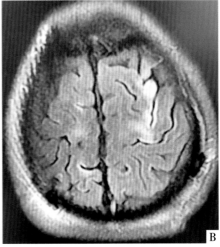

A. 入院时头颅 CT 示双侧额部及右侧颞部顶硬膜下血肿,右侧颞部明显;蛛网膜下腔出血。中线左偏,脑室受压、变窄。左侧顶、颞骨及枕骨双侧、左侧蝶骨小翼骨折;左侧顶、颞枕部及左侧颈部软组织肿胀、积气;B. 出院时头颅磁共振 T2 像是双侧皮质梗死。

图16-1 头颅 CT 及磁共振成像

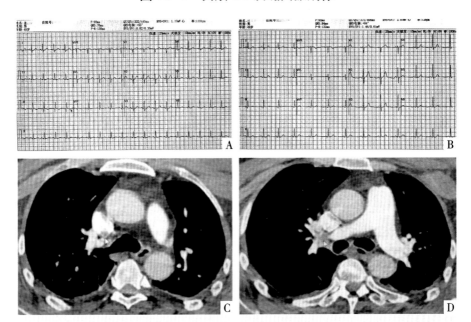

A. 心电图示窦性心动过速,$S_IQ_{III}T_{III}$ 改变;B. 溶栓治疗后心电图恢复成窦性心律,正常心电图;C、D. 肺动脉 CTA 示右下肺动脉起始部、基底干及其分支动脉多发肺栓塞。

图16-2 心电图及肺功能 CTA 检查

二、讨论分析

晕厥是指一过性全脑血流灌注降低导致的短暂意识丧失,特点为发生迅速、一过性、自限性并能够完全恢复。发作时因肌张力降低、不能维持正常体位而跌倒,晕厥发作前可有先兆症状,如黑矇、乏力、出汗等。依据病理生理特征将晕厥分为:神经介导性晕厥(反射性晕厥)、直立性低血压晕厥和心源性晕厥。心源性晕厥又分为心律失常性晕厥和器质性心血管病性晕厥。器质性心血管病性晕厥包括肺栓塞或肺动脉高压[1]。此例患者晕厥发作后,心电图示肺栓塞的典型表现,肺部 CTA 进一步确诊肺栓塞的诊断,考虑为心源性晕厥。

DVT 和 PTE 具有共同的危险因素,即 VTE 的危险因素,包括任何可以导致静脉血流瘀滞、静脉系统内皮损伤和血流高凝状态的因素,即 Virchow 三要素。具体可分为原发性和继发性两类。原发性危险因素多与遗传变异相关,常引起患者反复静脉血栓形成和栓塞[2]。继发性因素包括创伤/骨折、外科手术后、深静脉置管后等。晕厥可为 PTE 的唯一临床表现。此例患者以创伤入院,有多次手术及深静脉置管史,以晕厥起病并确诊。针对创伤术后的患者,早期识别危险因素并预防是防止 VTE 发生的关键。

三、案例总结

静脉血栓栓塞症(VTE)包括深静脉血栓形成(DVT)和肺栓塞(PE),年发病率高达(100~200)/10 万,为第三大常见心血管疾病。急性肺栓塞也是常见的致死原因。VTE 是患者自身因素(长期危险因素)及环境因素(临时危险因素)相互作用的结果。临时危险因素包括 VTE 发病前 6 周到 3 个月内出现的临时或者可逆性危险因素(如手术、创伤、制动、妊娠、感染、口服避孕药或激素替代治疗等);而长期危险因素影响长期抗凝治疗方案的选择。但是环境因素是可控的。因此,对存在 VTE 发生中高危影响因素的患者,需要进行 VET 的相关评分及早期的积极干预。

四、参考文献

[1]中华心血管病杂志编辑委员会,中国生物医学工程学会心律分会,中国老年学和老年医学学会心血管病专业委员会,等.晕厥诊断与治疗中国专家共识(2018)[J].中华心血管病杂志,2019,47(2):96-107.

[2]中华医学会呼吸病学分会肺栓塞与肺血管病学组,中国医师协会呼吸医师分会肺栓塞与肺血管病工作委员会,全国肺栓塞与肺血管病防治协作组.肺血栓栓塞症诊治与预防指南[J].中华医学杂志,2018,98(14):1060-1087.

案例来源:陆军特色医学中心急诊医学科,刘春光,Email:jeakey09@163.com

附:肺栓塞案例教学方案指导

【教学目标与适用对象】

适用人群:急诊医学专业研究生、临床医学本科生。

掌握:肺栓塞的临床表现、诊断及鉴别诊断、分型、治疗原则。

熟悉:肺栓塞的病因、诱因、手术治疗。

【教学内容】

1.肺栓塞的临床表现、诊断及鉴别诊断、分型、治疗原则。

2.肺栓塞的病因、诱因、手术治疗。

【课堂计划】

教学方法:以问题为导向的互动式教学,预计时间 40 min。

学员提前预习:肺栓塞相关内容(《急诊医学》教材、《肺栓塞诊断与治疗规范中国专家共识》等)。

1. 案例导课,介绍案例基本情况,引出问题一:该患者可能的诊断是什么? 引导学生进行讨论(分组讨论 5~10 min)。

思路 1:中年男性,急性起病,有创伤、手术病史,为肺栓塞的好发人群,应引起重视,问诊过程中应仔细询问发病的时间,有无胸痛、呼吸困难(意识障碍患者可检测动脉血氧饱和度)。

思路 2:颅脑创伤术后的患者是否需要进行继发性癫痫的鉴别?

2. 引出第二个问题:如何明确诊断(分组讨论 5~10 min)?

思路:肺栓塞的鉴别诊断,主动脉夹层,急性心肌梗死。给出胸部 CTA 结果(图片高清、典型的肺栓塞图像)

3. 引出第三个问题:结合检查结果,该患者的明确诊断是什么(分组讨论 5~10 min)?

思路:诊断明确,是否合并其他重要器官并发症可能。

4. 引出第四个问题:下一步需如何处理?

结合指南给出标准治疗方案。

【临床思考】

1. 肺栓塞的临床表现有哪些? 此例患者意识障碍是否与肺栓塞相关?

2. 肺栓塞的诊断是什么? 此例患者的诊断依据是什么?

3. 如何治疗肺栓塞?

4. 如何预防肺栓塞?

案例 17

一例头痛伴腰痛患者的诊治

摘要:患者女,23 岁,因"头痛、腰痛 2 d"入院。平素体健,既往因阴道流血曾于当地医院输血治疗。其母死于心脏病。当地医院诊断胆囊结石、右肾结石,给予药物治疗后病情缓解。1 d 前再次发作就诊。体检:T 36.9 ℃,P 91 次/min,BP 131/47 mmHg,R 22 次/min,SpO₂ 92%。体型瘦长,四肢肢体长,手指、足趾长。腹软,上腹轻度压痛,无反跳痛、肌紧张,双侧肾区叩痛明显。行腹部增强 CT 示主动脉夹层,累及主动脉瓣,追问病史、结合查体,考虑马方综合征。立即手术治疗,手术过程顺利,术后恢复良好。随访期间,未诉不适。

关键词:头痛;腰痛;青年女性

马方综合征(MFS)是一种常染色体显性遗传性结缔组织病,具有家族集聚性。患病特征为四肢、手指、脚趾细长不匀称,身高明显超出常人,伴有心血管系统异常,特别是合并心脏瓣膜病和主动脉瘤。MFS 可能合并其他器官病变,如肺、眼、硬脊膜、硬腭等。MFS患者多在中青年时期死亡,常死于心血管并发症。

一、病案介绍

1. 入院病史:患者女,23 岁,因"头痛、腰痛 2 d"于 2021-12-07

4:43急诊科就诊。2 d前患者无明显诱因出现头痛,双侧颞部搏动样疼痛,恶心,呕吐非咖啡色样胃内容物1次,双侧腰部胀痛、酸痛,双下肢乏力,病程中无咳嗽、咳痰、发热,无胸痛、胸闷,无腹泻,无尿频、尿急、血尿,无黑便,无头晕,无四肢无力、麻木。发病后患者精神、食欲差,大、小便偏少。2 d前患者于当地医院就诊,行腹部CT平扫示胆囊结石、右肾结石。血常规示白细胞、中性粒细胞略升高,血红蛋白88 g/L。尿常规示少许白细胞、红细胞。考虑胆囊结石、右肾结石、细菌性感染,给予抗感染、解痉等治疗,症状缓解。1 d前症状再次出现,遂就诊于我科。近期月经正常,末次月经2021-11-17;已婚,未育。既往史:因阴道流血,外院给予输血治疗,具体病因不详。过敏史:无。流行病学史:无。体检:T 36.9 ℃,P 91次/min,BP 131/47 mmHg,R 22次/min,SpO$_2$ 92%。患者精神差,表情痛苦,意识清楚,查体合作。体型瘦长,四肢肢体长,手指、足趾长。心律齐,HR 91次/min。双肺呼吸音清,未闻及杂音。腹软,上腹轻度压痛,无反跳痛、肌紧张,双侧肾区叩痛明显。四肢肌力、肌张力正常。

2. 诊治经过:初步诊断如下。①头痛待查:感染相关性头痛?颅内感染?②腰痛待查:双肾结石?胆囊结石?③中度贫血。患者头痛、腰痛症状不能用双肾结石解释,可能存在其他问题,遂建议患者完善头颅平扫CT、胸腹部增强CT、心电图、血气分析、心肌酶、BNP、血常规+CRP、肝肾功能、电解质、凝血功能等辅助检查。等待CT结果时给予止痛、对症处理。嘱其使用轮椅,减少活动。CT室报告危急值,患者可疑主动脉夹层。立即转入抢救室,给予心电监护,请血管外科会诊,交代手术事宜。胸腹部增强CT(图17-1):①主动脉夹层(DeBakey Ⅰ型),累及主动脉瓣,止于腹主动脉上段肾动脉开口平面;②左肺下叶炎症,心包少量积液;③胆囊炎伴胆囊窝积液;④脾大;⑤盆腔少量积液;⑥骶管囊肿。追问病史,患者视力近视,其母因心脏病去世(具体不详)。结合查体,最终诊断:MFS。

其余辅助检查如下。①血气分析：pH 7.40，$PaCO_2$ 34 mmHg，PaO_2 88 mmHg，K^+ 3.6 mmol/L，Na^+ 137 mmol/L，Lac 1.2 mmol/L，Hb 85 g/L。②心电图：窦性心律。心肌酶、肾功能、肝功能、凝血功能均未见明显异常。患者同意手术治疗，住院期间心脏彩超示主动脉窦部增宽，其内异常回声，考虑主动脉夹层。三尖瓣轻度反流。主动脉瓣形态改变伴中度反流，主动脉瓣撕裂可能。于2021-12-08全身麻醉下行体外循环术、Bentall术、主动脉全弓置换术、弓上分支重建术（头臂干+左颈总动脉），手术过程顺利，术后恢复良好。随访期间未诉不适。

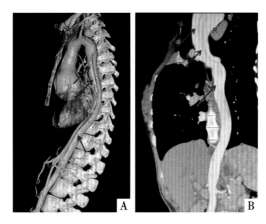

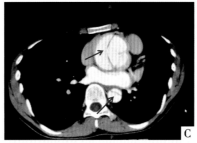

A. 血管重建后可见主动脉壁分层；

B、C.增强CT可见主动脉内线形低密度影，可见撕裂的真假腔。

图17-1　胸腹部增强CT

二、讨论分析

1. 病情分析:此患者以"头痛、腰痛"为主诉入院。头痛、腰痛无明显主次之分。先以头痛入手,患者无肢体乏力、偏瘫,无恶心、呕吐等颅内高压情况,脑血管疾病可能性较小,考虑感染相关性头痛、颅内感染可能。再分析腰痛,查体发现双侧肾区叩痛,外院腹部平扫 CT 示胆囊结石、右肾结石,同时不排除合并阴性结石可能,双肾结石可疑,血常规示白细胞升高,尿常规示少许白细胞、红细胞,由于腹腔内脏痛存在定位不准确的特点,不排除腰痛表象下存在其他脏器受损。患者贫血,近期月经正常,既往治疗不详,贫血原因可能是其既往疾病迁延或新发出血,特别需关注有无内出血可能。对于存在多个主诉患者,尽量用"一元论"解释,当解释不通时,需进一步检查以明确诊断,该患者头痛、腰痛不能用一种疾病解释,因此,完善头胸腹部增强 CT 检查,最终明确为 MFS。

2. 止痛治疗:对于急性疼痛,需对患者病情进行合理评估,如疼痛程度、生命体征等,快速完善必要辅助检查,如心电图、心肌酶、血气分析等。考虑是否给予止痛治疗。该患者存在结石性疼痛可能,可给予间苯三酚、山莨菪碱等解痉治疗,不明确诊断前尽量不给予强镇痛治疗,强镇痛治疗可能减缓腹痛,但掩盖患者病情变化,部分患者也可因腹痛缓解,拒绝进一步诊疗,导致疾病延误。

3. 主动脉夹层主要病因:高血压、动脉粥样硬化、遗传性血管病变、主动脉炎性疾病、主动脉局部感染或外伤、妊娠、特发性主动脉中膜退行性变化。患者为青年女性,既往无高血压病史,无肥胖体型,就诊时血压正常,考虑遗传性可能性较大,胸腹部增强 CT 示主动脉夹层累及主动脉瓣,考虑马方综合征可能。再次询问病史,近视,其母死于心脏病(具体不详)。再次查体,体型瘦长,身体上部、下部比例减小,脊柱可疑侧弯,腕征、指征阳性。

4. 马方综合征诊断标准与治疗[1-2]:主要包括 2 个方面。

（1）MFS 诊断标准见表 17-1。

（2）MFS 的治疗。①药物治疗：尽管所有的临床试验结果均未证实药物治疗能有效降低其死亡率及夹层发生率，β 受体阻滞剂仍然是降低 HTAD/MFS 患者主动脉壁血流切应力及主动脉扩张速度的主要治疗药物。同时，目前也无特异性的实验结果明确界定血压控制的阈值，但临床上一般认为将 24 h 动态血压控制在<130 mmHg（主动脉夹层患者<110 mmHg）是极其重要的。在既往多项研究中，血管紧张素 II 受体阻滞剂（ARB）较 β 受体阻滞剂或合并 β 受体阻滞剂未显示出明显的优越性，但是在不耐受 β 受体阻滞剂的患者中，ARB 可作为替代方案。接受手术治疗后的遗传性主动脉疾病患者也同样需要接受药物治疗。②手术治疗：主动脉病变的手术治疗干预指征见表 17-2。预防性主动脉根部手术是唯一可预防 MFS 的方法。对于主动脉瓣解剖正常且仅出现轻度主动脉瓣不全的患者，David 手术（保留患者自身主动脉瓣，采用 Dacron 假体置换主动脉根部并将冠状动脉连接至假体）是首选的手术治疗方案且远期效果良好。利用机械瓣膜替代复合移植物是另一种更耐用的替代方案，但通常需要终身抗凝。具体手术治疗方案需要结合个人特点、患者偏好及术者的手术经验。

MFS 及相关的遗传性主动脉疾病的患者，特别是合并既往夹层者，远端主动脉再发夹层或动脉瘤的风险显著升高。随着预期寿命的延长，上述并发症发生率明显增加。目前，开胸外科手术仍然是远端主动脉疾病的推荐方案，但是在部分病例中，混合腔内支架植入术（在血管内通过涤纶管将支架置于病变血管的近段及远端）也是一种可选择的治疗方案。

表 17-1　马方综合征诊断标准

诊断标准	骨骼系统	眼睛	心血管系统	肺	皮肤和体包膜	家族或遗传史
主要标准	鸡胸;漏斗胸需外科矫治;上部量/下部量的比例减少,或上肢跨长/身高的比值大于1.05;腕征、拇指征阳性;脊柱侧弯大于20°,或脊柱前移(侧弯计);肘关节外展减小(<170°);中踝中部关节脱位形成平足;任何程度的,髋臼前凸(髂关节内陷)(X射线片上确定)	晶状体脱位	升主动脉扩张伴或不伴主动脉瓣反流,以及至少Valsava氏窦扩张;升主动脉夹层	无	无	父母、子女或兄弟姐妹之一符合该诊断标准;FBNI基因中存在可致马方综合征的突变;存在与其家族中马方综合征患者相同FBNI基因单倍型
次要标准	中等程度的漏斗胸;关节活动异常增强;高腭弓,牙齿拥挤重叠;面部表征:长头——正常头颅指数为75.9或以下、颧骨发育不全、眼球内陷、缩颌、睑裂下斜	异常扁平角膜(角膜曲面计测量);眼球轴长增加(超声测量);虹膜或睫状肌发育不全致瞳孔缩小	二尖瓣脱垂伴或不伴二尖瓣反流;主肺动脉扩张(年龄小于40岁);二尖瓣环钙化(年龄小于40岁);降主动脉或腹主动脉扩张或夹层(50岁以下)	自发性气胸;肺尖肺大疱	皮纹萎缩,与明显超重、妊娠或反复受压等无关;复发性疝或切口疝	无
条件受累	至少有两项主要标准或一项主要标准加两项次要标准	主要标准或至少两项次要标准	有一项主要标准或一项次要标准即可	一项存在即可认为受累	一项次要标准存在即可认为受累	主要标准中必须有一项存在

注:腕征为患者以一手在对侧桡骨茎头近段处握住对侧手腕,以拇指和小指围绕一周,如果拇指与小指不加压力时可相互重叠,则为阳性;拇指征,令患者拇指内收,横置于掌心伸直并握拳,如果伸展的拇指明显超出该手尺侧缘,则为阳性。

表17-2　主动脉病变的手术治疗干预指征

建议	证据级别	推荐等级
对于年轻的马方综合征,建议由经验丰富的外科医生通过再植入或主动脉瓣环成形术进行主动脉瓣修复治疗	I	C
患有马方综合征且主动脉窦最大窦宽≥50 mm 的患者推荐接受手术治疗	I	C
具有主动脉根部疾病且主动脉窦直径最大≥45 mm,合并有其他危险因素的马方综合征患者应考虑手术	Ⅱa	C

三、案例总结

本例患者青年女性,既往贫血、近视病史,平素无体检,遗传病史中其母死于心脏病,具体情况不详,未引起患者重视。急性起病,以头痛、腰痛为主要表现,最终诊断为 MFS。MFS 临床并不常见,应熟悉 MFS 特异性体检,询问家族史,同时追溯其余家庭成员发病情况。

四、参考文献

[1] BAUMGARTNER H, BACKER J D, BABU-NARAYAN S V, et al. 2020 ESC Guidelines for the management of adult congenital heart disease[J]. Eur Heart J,2021,42(6):563-645.

[2] ERBEL R, ABOYANS V, BOILEAU C, et al. 2014 ESC Guidelines on the diagnosis and treatment of aortic diseases[J]. Eur Heart J,2015,36(41):2779.

案例来源:陆军特色医学中心急诊医学科,唐坤裕,Email: 137585889@qq.com

附:马方综合征案例教学方案指导

【教学目标与适用对象】

适用人群:急诊、心内科、心外科医学专业研究生、临床医学专业住培生。

掌握:马方综合征的症状和体征、诊断和治疗原则。

熟悉:马方综合征的病因和并发症。

【教学内容】

1.马方综合征的定义、病因、症状、体征。

2.马方综合征的诊断和鉴别诊断。

3.马方综合征的治疗原则和常见并发症。

4.《2020年欧洲成人先天性心脏病治疗指南》。

【课堂计划】

教学方法:以问题为导向的互动式教学,预计时间40 min。

学员提前预习:马方综合征的相关知识(《实用内科学》《2020年欧洲成人先天性心脏病治疗指南》)。

1.案例导课,介绍案例基本情况,引出问题一:该患者头痛、腰痛如何诊疗?引导学生进行讨论(分组讨论5～10 min)。

思路1:青年女性,急性起病,以头痛、腰痛为主要表现,结合查体、外院辅助检查,优先考虑尿路感染可能,患者疼痛明显,需再次评估患者病情。

思路2:该患者头痛、腰痛,考虑尿路感染,患者疼痛明显,病程中无尿频、尿急、尿痛情况,外院血常规、腹部平扫CT未见感染较重、泌尿道梗阻情况,存在较多不支持点,需进一步检查明确诊断。

2. 引出第二个问题：如何快速明确诊断（分组讨论 5 ~ 10 min）？

思路：若患者疼痛剧烈，如果选择辅助检查快速明确可能诊断。

3. 引出第三个问题：明确诊断典型马方综合征的影像学表现是什么（分组讨论 5 ~ 10 min）？

思路：引入马方综合征影像学相关知识（主动脉、心脏瓣膜增强 CT，心脏彩超检查），将临床与影像结合起来。

4. 引出第四个问题：诊断明确后，如何治疗？

思路：引入《2020 年欧洲成人先天性心脏病治疗指南》相关内容。

【临床思考】

先天性心脏病常见类型有哪些？

案例 18

一例外伤致血流动力学不稳定患者的诊治

摘要：患者男，48 岁，因"交通事故后骨盆部疼痛、活动障碍2 h"急诊入院。平素体健，无基础疾病，入院后积极完善相关检查、判断有失血性休克，考虑为血流动力学不稳定型骨盆骨折，即刻开通绿色通道，积极术前准备，于入院当日急诊在全身麻醉下行骨盆骨折闭合复位外支架固定术，术后转重症 ICU 监护治疗。二期待患者全身情况稳定后再行确定性手术治疗，最大化地恢复患者的功能，后期患者功能恢复可。通过本例患者的学习，加深对骨盆骨折尤其是血流动力学不稳定型骨盆骨折的了解。同时，作为急诊科医生需强调急危重症思维、损伤控制原则，为骨盆骨折二期确定性治疗提供协助。

关键词：骨盆骨折；血流动力学；损伤控制

骨盆骨折占全身骨折的 2.3% ~ 3.0%，多由高能量损伤导致，致死率和致残率较高，尤其血流动力学不稳定型骨盆骨折是临床中极具挑战的一类损伤。在急诊复苏抢救、挽救患者生命的基础上，要进行积极有效的治疗，以期最大化地恢复患者的功能。手术治疗是骨盆骨折常用的治疗手段，需要综合判断患者的损伤程度，严格掌握手术适应证。骨盆骨折的出血包括动脉、静脉和松质骨失血 3 种情况。急性失血是血流动力学不稳定型骨盆骨折伤后

24 h 内死亡的主要原因,病死率可高达40%[1]。因此,尽早明确出血情况并采取恰当的治疗措施,对于此类患者的救治至关重要。同时,治疗血流动力学不稳定型骨盆骨折需要组建一个多学科的创伤急救团队,急诊综合救治策略包括抢救性手术、损伤控制复苏、早期稳定骨盆等关键性措施。骨盆骨折诊断需结合病史、查体和影像学检查。病史包括受伤时间、致伤原因、暴力大小及方向等。查体要注意生命体征、血流动力学稳定性、局部软组织损伤、神经功能障碍等情况。影像学检查主要包括 X 射线片(骨盆正位和出入口位)、骨盆 CT 平扫和三维成像,影像学检查可以显示骨盆骨折部位和移位程度。骨盆骨折分型中,Young & Burgess 分型、Tile 分型及 AO/OTA分型是最常用的分型。Young & Burgess 分型(1987 年)基于损伤机制将骨盆骨折分为 4 型:前后挤压型、侧方挤压型、垂直剪切型、联合机制型,易于迅速判断患者损伤情况、制订抢救计划。Tile 分型(2003 年)基于骨盆环的稳定性将骨盆骨折分为 3 型:A 型,稳定型;B 型,旋转不稳定、垂直稳定型;C 型,旋转和垂直均不稳定型,对于治疗方案选择和预后判断有重要意义。AO/OTA 分型(2018 年)在 Tile 分型基础上将骨盆骨折分为 3 型:A 型为后环完整型,B 型为后环不全损伤型,C 型为后环完全损伤型,强调后环对于骨盆稳定的重要性。

一、病案介绍

1. 入院病史:患者男,48 岁,因"交通事故后骨盆部疼痛、活动障碍2 h"急诊入院。患者于入院前 2 h 在公路边干活时被失控小轿车从侧后方撞击臀部,当即感盆部剧烈疼痛、不能活动及站立行走,无局部皮肤破溃及活动性出血,无昏迷及意识丧失,无头晕、头痛,无气促及呼吸困难,无恶心、呕吐、腹胀、腹痛,无血尿及尿急、尿痛,无大小便失禁。立即被送往当地医院,给予开通静脉通道补液,行骨盆 X 射线片提示:骨盆骨折,予以简单床单固定后送入我院急诊科,行下腹部 CT 提示:骨盆骨折(图 18-1),头颈胸部 CT 检查未见明显异常,以"骨盆多发骨折、失血性休克"收入急诊病房。患者目前意识清楚、精神差、烦躁不安,无大便失禁,留置尿管通畅、伤后尿较少、呈淡黄色。既往体健,否认"肝炎、结核、疟疾"等传染病史,否认"高血压、糖尿病、心脏病"等病史,否认手术史,否认外伤史,否认输血史,否认药物及食物过敏史,否认疫区接触史,预防接种史随当地进行。入院体检:体温 36.3 ℃,脉搏 110 次/min,呼吸 19 次/min,血压 92/55 mmHg,头颈胸腹部未见明显异常,臀部可见少许青紫瘀斑、局部肿胀明显、触压痛明显,骨盆主被动活动受限,被动活动双侧髋关节时盆部疼痛明显加重,双下肢肢端活动尚可,感觉、血供正常,骨盆挤压试验阳性。实验室及影像学检查:动脉血气分析,pH 7.34,$PaCO_2$ 40 mmHg,PaO_2 102 mmHg,K^+ 3.3 mmol/L,Lac 2.1 mmol/L,Hb 88 g/L;下腹部增强 CT:骨盆多发骨折,三维图像见图 18-1。初步诊断:①骨盆骨折 Tile C 型;②失血性休克。

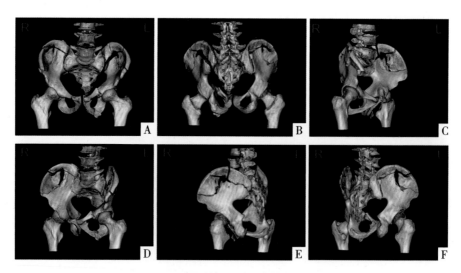

图 18-1　骨盆 CT 三维重建,可见骨盆多发粉碎性骨折

2.诊治经过:①入院后予以开通静脉通道补液纠正失血性休克,积极完善血常规、凝血功能、肝肾功能生化、心电图、动脉血气分析等相关辅助检查,积极术前准备,开通绿色通道,于入院当日急诊在全身麻醉下行骨盆骨折闭合复位外支架固定术,术中输红细胞悬液1 000 mL、新鲜冰冻血浆400 mL。术后骨盆X射线片见图18-2。②入院后第7日在全身麻醉下行经前后路骨盆骨折切开复位内固定术。术后骨盆X射线片见图18-3。

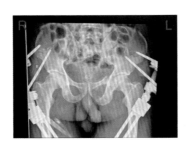

图18-2　骨盆外支架固定术后
骨盆X射线平片

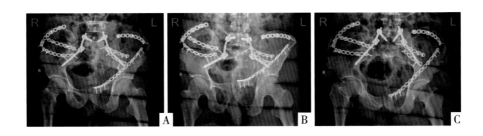

A.骨盆正位片;B.骨盆入口位片;C.骨盆出口位片。

图18-3　骨盆骨折切开复位内固定术后复查骨盆X射线平片

二、讨论分析

1.骨盆骨折早期救治:骨盆骨折最终治疗方案的选择需根据患者损伤情况、合并伤类型、骨质、骨折分型、症状及当地医疗水平等决定。骨盆骨折多由高能量损伤导致,合并其他损伤发生率高,且存在大出血风险,为病死率最高的创伤骨科疾病。因此,对于任何高能量损伤的骨盆损伤患者,有条件时建议进急诊抢救室,遵循高级创伤生命支持原则,在监测重要生命体征的同时,联合胸、脑、腹部等外科会诊排除合并损伤。骨盆损伤导致的大出血为创伤患者早期死亡的主要原因之一。因此,急诊骨盆损伤首先要排除血流动力学不稳定或潜在不稳定尤其对于不稳定的骨盆环损伤,建议尽可能进抢救室密切观察,除常规检测血压、脉搏、尿量外,应动态监测血气分析,检测剩余碱及乳酸水平,旨在血压下降前或临床表现出现之前早期确认休克,并积极治疗。

2. 骨盆骨折出血特点及救治原则:骨盆骨折出血多,主要包括动脉、静脉和松质骨失血 3 种情况,而85%以上为静脉性渗血,通过恢复骨盆容积,增加骨盆压力,临时稳定骨折端等可以显著控制静脉性出血。院内建议首选骨盆外固定支架,在抢救室可经双侧髂嵴单针固定,具有操作简单、快速的特点,且不影响腹部及会阴部的观察。准备阶段可以考虑采用经双侧大转子的骨盆带或布单捆绑固定。经上述骨盆制动后血流动力学仍不能维持稳定,尤其当增强CT有造影剂外泄的患者,可由介入科行动脉造影栓塞术,一般建议伤后 3 h 内尽早施行,能显著降低患者病死率。对于无介入科或需要较长时间等待的患者,外固定支架后若血流动力学仍不稳定者,建议迅速进手术室行真骨盆腔内填塞术。

3. 骨盆骨折损伤控制理念:2004 年,Giannoudis 等提出了损伤控制骨科(DCO)的概念,并对该理论在不稳定型骨盆环损伤中的应用进行了阐述,其将血流动力学不稳定型骨盆骨折的治疗分为 3 个节段;第一阶段即采取快速有效的措施控制出血,简单有效清创,并对不稳定型骨折进行临时固定;第二阶段为转入 ICU 重点治疗"死亡三联征",使各项生理指标恢复理想状态;第三阶段为病情稳定后行二期决定性手术固定骨折。将 DCO 理念应用到骨盆骨折救治过程中,尽量缩短抢救时间,早期恢复血流动力学稳定是降低骨盆骨折患者病死率的重要一环[2]。骨盆骨折患者入院后如果血流动力学稳定,则可予以床单等简单固定,积极完善相关检查、术前准备,择期直接行骨盆骨折确定性手术;如果血流动力学不稳定,则需要急诊Ⅰ期行骨盆外支架、血管栓塞、盆腔纱布填塞等措施止血,同时积极纠正失血性休克,待患者情况稳定后再考虑二期行骨盆骨折确定性手术。该患者来院后综合症状体征、影像学检查,以及实验室检查有血流动力学不稳定,考虑为盆底静脉丛出血,急诊积极抗休克复苏的同时开通绿色通道,Ⅰ期行骨盆骨折外支架固定术,患者情况稳定后再考虑二期行骨盆骨折确定性手术。

三、案例总结

通过本案例学习,简单认识血流动力学不稳定型骨盆骨折的损伤机制、病理生理变化,以及相应的治疗策略,了解骨盆骨折的分型,以及根据分型确定治疗方案,了解高能量损伤所致骨盆骨折的急、危、重症。作为一名急诊科医生,首先要排除血流动力学不稳定,或潜在不稳定尤其不稳定的骨盆环损伤,建议除常规检测血压、脉搏、尿量外,应动态监测血气分析,检测剩余碱及乳酸水平,以在血压下降前或临床表现出现之前早期确认休克,并积极治疗。重点理解损伤控制原则并将其应用于临床中。

四、参考文献

[1]中国康复医学会骨与关节分会创伤骨科学组,王金辉,葛宇峰,等.骨科康复一体化模式下骨盆骨折围手术期康复治疗技术规范专家共识[J].中华创伤骨科杂志,2021,23(10):8.

[2]尹英超,张瑞鹏,李石伦,等.血流动力学不稳定骨盆骨折的指南解读及诊疗现状分析[J].河北医科大学学报,2019,40(1):3.

案例来源:陆军特色医学中心急诊医学科,杨静,Email:yangj160917@163.com

附:血流动力学不稳定型骨盆骨折案例教学方案指导

【教学目标与适用对象】

适用人群:急诊、创伤、骨科医学专业研究生、住培生。

掌握:血流动力学不稳定型骨盆骨折的临床表现、诊断及鉴别诊断、治疗原则,早期识别血流动力学不稳定及休克,早期创伤性生命支持及损伤控制原则。

熟悉:骨盆骨折的分型、手术方案。

【教学内容】

1. 血流动力学不稳定型骨盆骨折的临床表现、诊断及鉴别诊断、治疗原则。

2. 早期识别血流动力学不稳定及休克,早期创伤性生命支持及损伤控制原则。

3.《血流动力学不稳定骨盆骨折的指南解读及诊疗现状分析(2019)》。

【课堂计划】

教学方法:以问题为导向的互动式教学,预计时间 40 min。

学员提前预习:血流动力学不稳定型骨盆骨折的相关知识[《实用外科学》《血流动力学不稳定骨盆骨折的指南解读及诊疗现状分析(2019)》]。

案例导课,介绍案例基本情况,引出问题:该患者有无血流动力学不稳定,如何判断? 引导学生进行讨论(分组讨论 5~10 min)。

思路:患者为 48 岁男性,有明确的交通事故外伤病史,骨盆处查体有阳性体征,综合骨盆影像学检查结果、患者心率快、血压偏低、尿量少、动脉血气分析示乳酸高,判断有休克早期表现、严重的血容量不足,引导学员讨论血流动力学不稳定如何判断。

【临床思考】

骨盆骨折后失血的原因是什么? 如何有效地止血?

案例 19

一例多发伤患者的诊治

摘要:患者女,70 岁,因"交通事故致头部、胸部、左下肢疼痛、活动障碍2 d"入院。交通事故致颅脑、胸部、四肢,以及皮肤软组织等多部位损伤,颅脑为闭合性中型损伤、创伤性蛛网膜下腔出血,胸部为闭合性钝性伤、双肺挫伤、双侧血胸,四肢为闭合性胫腓骨骨折(左侧)、左肩胛骨骨折。前期通过密切观察、吸氧、心电监护、补液、石膏临时固定等对症治疗,颅脑及胸部损伤逐渐平稳,全身情况逐渐稳定,再次行四肢骨折确定性手术治疗。通过本案例学习简单了解多发伤的损伤特点、伤情评估、诊断原则、救治规范策略,从而提高对该类疾病的认识。

关键词:多发伤;AIS 评分;ISS 评分;损伤控制

多发伤是指机体在机械致伤因素作用下,2 个或 2 个以上解剖部位遭受损伤,其中一处损伤即使单独存在也可危及生命或肢体。多发伤致伤能量大,伤情涉及多系统、多脏器和多部位,需多学科协作急诊处理,是外科临床工作中面临的重大挑战,紧急伤情评估是其成功救治的前提[1]。我国将损伤严重度评分(ISS)≥16 分称为严重多发伤。严重多发伤容易造成内环境紊乱,且免疫功能显著降低,易发生多器官功能障碍综合征(MODS)或全身炎症反应综合征(SIRS)等方面的并发症,病死率也较高。采取可靠有效的治疗方式是提高生存率、降低致死率及致残率的主要措施。多发伤诊断应反映致伤原因、损伤部位、损伤类型和程度等,包括:①损伤诊断,应具有唯一性,按照"损伤部位+损伤性质"原则;②损伤并发症诊断;③并存疾病诊断。多发伤诊断的所有损伤都应列出简略创伤定级标准创伤严重程度评分法[AIS—ISS(2005)]评分,量化损伤严重度,为ISS计算奠定基础[2]。

一、病案介绍

1. 入院病史:患者女,70岁,因"交通事故致头部、胸部、左下肢疼痛、活动障碍2 d"入院。入院前2 d行走时被摩托车撞倒、具体受伤机制不详,当时有昏迷、昏迷时间不详,被"120"接入当地医院就诊,醒后感头部、胸部、右下肢疼痛、活动受限,醒后未再昏迷,无明显胸闷、气促及呼吸困难,无恶心、呕吐、腹胀、腹痛,无尿急、尿痛,无大、小便失禁,当地医院行全身多部位CT检查提示:脑挫伤、创伤性蛛网膜下腔出血、创伤性颅内出血、左侧颧弓骨折、右侧粉碎性颞骨骨折、双肺挫伤、左侧肩胛骨粉碎性骨折、左侧胫骨中段及腓骨上段骨折,予以住院治疗,给予输液、监测生命体征等对症处理,为求进一步治疗转入我院,以"多发伤"收入我科。既往20年前因外伤致"左侧胫腓骨下段骨折"在当地医院行"切开复位内固定术"。体检:T 36.5 ℃,P 88次/min,R 21次/min、BP 116/65 mmHg,意识清楚、精神差、对答切题,头颅无明显畸形,左侧眼睑及眶周青紫瘀斑,双侧视力正常、眼球活动自如,双侧瞳孔等大等圆、直径约25 mm、对光反射灵敏;胸廓未见明显畸形、局部无塌陷及隆起,左侧胸壁轻度触压痛,双肺呼吸音粗、未闻及明显干湿啰音;左下肢石膏托固定在位、小腿中段明显肿胀畸形,局部可见青紫瘀斑,可扪及骨折断端及骨摩擦感,局部触压痛明显,踝关节以远活动正常,扪及足背动脉搏动有力,肢端感觉、血供正常。头颈、胸腹部CT提示:①右侧颞叶挫裂伤;蛛网膜下腔出血

（图19-1）。②双侧额部硬膜下积液。③左侧颧弓凹陷性骨折可能；右侧颞骨可疑透亮线，请结合原片除外骨折；左侧第4、5后肋可疑骨折。④左侧额颞部头皮血肿。⑤左下肢X射线片提示：左侧胫骨中段骨折（图19-2）。双肺及右肺中叶粘连带，双肺下叶肺挫伤，双侧胸腔积液或积血（图19-3）。初步诊断如下。①交通事故致严重多发伤（ISS 23分）：中型闭合性颅脑损伤（AIS 3分），创伤性蛛网膜下腔出血，右侧颞叶挫裂伤，左侧颧弓骨折；②闭合性胸部钝性伤（AIS 3分）：双肺挫伤，双侧血胸，左侧第4、5肋骨骨折；③骨盆四肢损伤（AIS 2分）：左侧胫腓骨中段骨折、左侧肩胛骨骨折；④全身多处皮肤软组织擦伤（AIS 1分）。

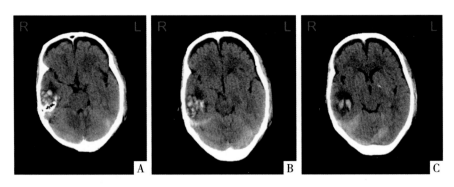

图19-1　颅脑CT示创伤性蛛网膜下腔出血

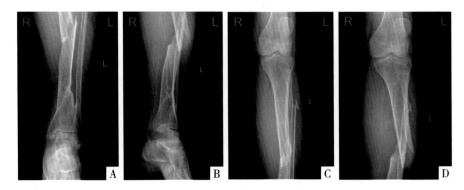

图19-2　下肢X射线平片示左侧胫腓骨骨折

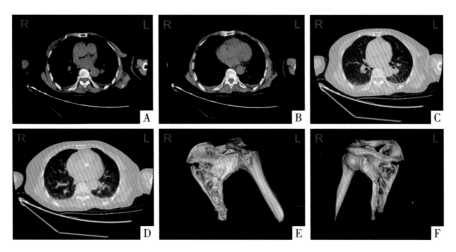

图 19-3　胸部 CT 示双肺挫伤、双侧胸腔积血

2.诊治经过:入院后积极完善相关辅助检查,同时给予心电监护、吸氧、下肢石膏外固定、补液、预防感染等对症支持治疗,密切观察颅脑、胸部损伤情况,多学科会诊协助评估及诊疗,颅脑及胸部情况逐渐平稳,生命体征平稳,积极术前准备,查无绝对手术禁忌证,于入院后第 7 天在神经阻滞麻醉下行左侧胫骨中段骨折闭合复位髓内钉固定术(图 19-4),术后予以预防感染、活血化瘀等对症支持治疗,术后顺利出院。

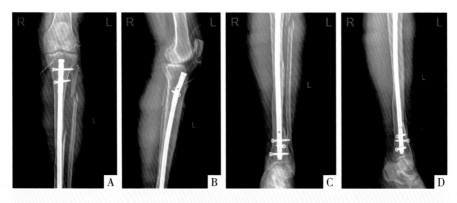

图 19-4　胫骨骨折术后 X 射线片

二、讨论分析

1. 多发伤定义及诊断标准：多发伤指机体在单一机械致伤因素作用下，同时或相继遭受 2 个或 2 个以上解剖部位的创伤，至少有一处较严重。简明损伤定级标准（AIS）是公认的以解剖损伤为依据的损伤严重度定级法；损伤严重度评分（ISS）是建立在 AIS 基础上的多发伤损伤严重度定级法[3]。多发伤诊断应反映致伤原因、损伤部位、损伤类型和程度等，包括：①损伤诊断，应具有唯一性，按照"损伤部位＋损伤性质"原则；②损伤并发症诊断；③并存疾病诊断[4]。

2. 多发伤评分：我国将损伤严重度评分（ISS 评分）≥16 分称为严重多发伤。因为创伤较为严重，容易造成患者内环境紊乱，且免疫功能显著降低，易发生多器官障碍综合征或全身炎症反应综合征等方面的并发症，患者的病死率也较高[5]。同时，创伤尤其是严重多发伤并发休克后出现严重的生理功能紊乱和机体代谢功能失调，表现为低体温、酸中毒和凝血功能障碍三联征，机体处于生理极限状态，这些并不是创伤的起始原因，而是分子学、细胞学和血流动力学平衡失调的相对晚期表现[6]。一旦出现上述情况，患者即面临死亡。因此，对致死性三联征的防治决定着多发伤救治的成败。

3. 多发伤治疗原则及理念：多发伤患者往往见于交通事故、高处坠落、重物砸伤等高能量受伤机制，受伤机制复杂，临床上容易漏诊，根据检伤分类原则，评估生命体征后首先关注的是患者头颈、胸腹部等重要脏器损伤，再次关注四肢骨折及软组织情况，临床上容易漏诊，需要多次反复查体结合影像学检查综合判断；头颈、胸腹部等重要脏器损伤需要密切观察其病情变化，谨防出现迟发性颅内出血、血气胸及腹腔脏器损伤，必要时需要多次影像学检查并结合查体综合判断；根据损害控制原则，多发伤患者中如果出现四肢骨折，入院后一般予以石膏托、夹板、牵引、外支架等措施临时固定，排除头、颈、胸、腹部等重要脏器损伤并等待患者情况稳定后再考虑行确定性骨折手术。

三、案例总结

通过本案例学习简单了解多发伤的损伤特点、伤情评估、诊断原则、救治规范策略,从而提高对该类疾病的认识。该病例交通事故致头颈、胸部、四肢等多解剖部位损伤,按照"损伤部位+损伤性质"原则,列出简略创伤定级标准创伤严重程度评分法[AIS-ISS(2005)]评分,量化损伤严重度,首先关注的是患者头颈、胸腹部等重要脏器损伤,再次关注四肢骨折及软组织情况。四肢骨折,入院后予以石膏托、夹板、牵引、外支架等措施临时固定,排除头颈、胸腹部等重要脏器损伤并等待患者情况稳定后再考虑行确定性骨折手术。

四、参考文献

[1]齐志伟,于学忠.多发伤的治疗进展[J].中国急救医学,2010,30(3):208-211.

[2]张连阳.规范应用AIS-ISS(2005)提高多发伤诊断水平[J].创伤外科杂志,2009,11(6):572-573.

[3]朱晓玲,麦国凤,唐华民.胸外伤合并多发伤诊治进展[J].中国急救复苏与灾害医学杂志,2021,16(4):455-458.

[4]黄显凯,蒋耀光,周健,等.严重多发伤损伤特点及其救治[J].创伤外科杂志,2002,4(6):346-349.

[5]张连阳.多发伤的紧急伤情评估策略[J].创伤外科杂志,2010,12(1):1-3.

[6]程晓斌,赵先柱,张连阳,等.多发伤院内紧急救治规范探讨[J].创伤外科杂志,2010,12(1):4-7.

案例来源:陆军特色医学中心急诊医学科,杨静,Email:yangj160917@163.com

附：多发伤案例教学方案指导

【教学目标与适用对象】

适用人群：急诊、创伤、骨科医学专业研究生、住培生。

掌握：多发伤患者的特点、定义、诊断规范、院前及院内伤情评估以及治疗策略。

熟悉：胫腓骨骨折的分型、手术方案。

【教学内容】

1. 多发伤患者的临床表现、诊断及鉴别诊断、治疗原则。

2. 院内早期紧急的伤情评估，并针对性及时完善相关辅助检查。

【课堂计划】

教学方法：以问题为导向的互动式教学，预计时间 40 min。

学员提前预习：多发伤的相关知识（《实用外科学》《创伤骨科手术学》）。

案例导课，介绍案例基本情况，引出问题：该患者能否诊断为多发伤，如何诊断？引导学生进行讨论（分组讨论 5～10 min）。

思路：患者为 70 岁女性，有明确的交通事故外伤病史，入院后如何紧急伤情评估，孰先孰后、孰轻孰重？针对症状及查体的结果，需要及时完善什么样的检查？

【临床思考】

如何选择胫腓骨骨折手术方法？选择钢板固定还是髓内钉固定？各有什么优劣势？

案例 20

一例动物咬伤患者的诊治

摘要:患者男,81 岁,因"犬咬伤致右手肿胀疼痛、流脓 4 d"入院。早期采用头孢呋辛钠+奥硝唑抗感染效果欠佳,根据伤口分泌物培养选择敏感抗生素,伤口清创、负压封闭引流、创面修复,特殊感染狂犬病、破伤风等的预防处理,术后伤口愈合可,好转出院。

关键词:犬咬伤;伤口感染;负压封闭引流;狂犬病

犬咬伤是狂犬病毒传播的最主要方式,狂犬病的病死率几乎为 100%,我国是世界卫生组织认定的狂犬病高风险国家之一。犬咬伤导致人体组织的皮肤破损、组织撕裂、出血和感染等损伤。除了一般化脓性感染外,还可引起狂犬病、破伤风、气性坏疽等特殊感染。犬咬伤是急诊外科常见的急症,正确地早期伤口处理、易感伤口预防性应用抗生素、根据需要及免疫史进行狂犬病等疾病的预防是犬咬伤处理的基本原则[1]。接种和感染伤口的负压封闭引流对犬咬伤的治疗具有重要的临床意义。

一、病案介绍

1. 入院病史:患者男,81 岁,因"犬咬伤致右手肿胀疼痛、流脓 4 d"于 2021-01-18 在我科住院治疗。患者于 2021-01-14 17:00 左右被犬咬伤致右手受伤破溃,伤口红肿、疼痛,未予以治疗,入院前 2 d,患者右手红肿加重,伴皮肤破溃流脓,伤口有恶臭。遂急诊送至我院,予以清创,注射狂犬病疫苗等处理。既往史:有"脑梗死后遗症"病史。体检:T 37.2 ℃,P 80 次/min,R 18 次/min,BP 121/79 mmHg,意识清楚,听力差,交流困难,反应迟钝,查体欠合作。右手掌及腕关节红肿明显,掌侧可见 1.5 cm×1 cm 皮肤溃烂,深约 1 cm,有黄色脓性液体流出,有恶臭,桡侧可见一 1.5 cm×1 cm 包块,周围明显红肿,触痛,皮下有波动感,皮温升高(图 20-1)。实验室检查:白细胞 21.02×10⁹/L、中性粒细胞百分数 91.28%,全血超敏 CRP 100.73 mg/L。伤口分泌物细菌培养:咽峡炎链球菌(+++),对左氧氟沙星、利奈唑胺、氯霉素、克林霉素、红霉素、青霉素、万古霉素、头孢吡肟、头孢噻肟敏感、四环素耐药;厌氧菌培养:中间普雷沃菌生长(+++)(专性厌氧菌)、化脓拟杆菌生长(+++)(专性厌氧菌)。伤口分泌物细菌涂片:查见中等量革兰氏阳性球菌、查见中等量革兰氏阳性杆菌;查见大量白细胞、未查见真菌、查见大量革兰氏阴性杆菌。初步诊断:①右手犬咬伤伴感染;②脑梗死后遗症。

2.诊治经过:入院后完善相关检查,无明显手术禁忌证,于2021 年 1 月 18 日在神经阻滞麻醉下行右手犬咬伤清创引流+负压封闭引流术(图 20-2),术后经验性使用头孢呋辛钠 1.5 g,3 次/d+奥硝唑 100 mL,2 次/d 抗感染治疗,因右手感染严重,有较多的脓性分泌物(图 20-2)。2021-01-22 再次在神经阻滞麻醉下行右手犬咬伤清创引流+负压封闭引流术(图 20-3)。术后根据细菌培养结果,选用青霉素 480 万 U,2 次/d +奥硝唑 100 mL,2 次/d +左氧氟沙星 0.5 g,1 次/d 静脉输液抗感染治疗,2021-01-28 在神经阻滞麻醉下行右手犬咬伤清创引流 +植皮 +负压封闭引流术(图 20-4),术后继续抗感染、消肿、换药、对症等处理,患者病情好转出院。

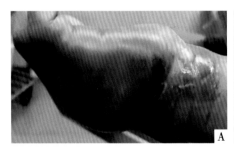
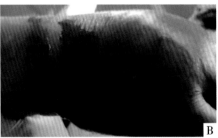

图 20-1　右手犬咬伤伤口红肿感染情况

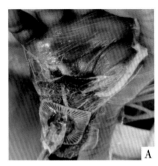
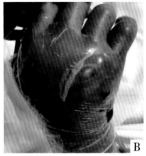
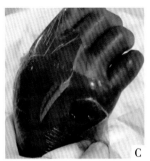

图 20-2　右手犬咬伤清创引流术+负压封闭引流术后(A),示右手背感染
　　　　严重,有较多的脓性分泌物(B、C)

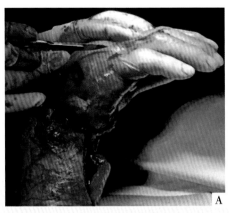
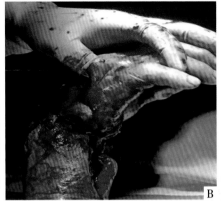

图 20-3　再次行右手犬咬伤清创引流术+负压封闭引流术,患者术中情况

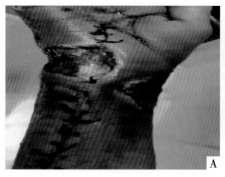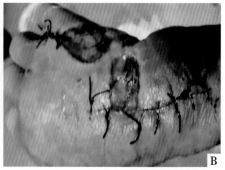

图20-4　右手犬咬伤清创引流术+植皮术+负压封闭引流术后,伤口恢复情况

二、讨论分析

犬咬伤不仅可以导致复杂、严重的伤口感染和并发症,还可以导致机体组织、器官损毁、身体残疾,甚至死亡。

(一)临床表现

犬咬伤可导致各种复杂的伤口,如划伤、穿刺伤、撕裂伤等多种损伤。

1.伤口感染:包括发热、红肿、疼痛、脓性分泌物和淋巴管炎,并发症包括皮下脓肿、手部间隙感染、骨髓炎、脓毒性关节炎和菌血症。感染的全身体征包括发热和淋巴结肿大等。局部蜂窝织炎可亚急性发作,损伤后24～72 h开始出现;不到20%的患者会发生全身性感染,但可能累及骨、关节、血液和脑膜。犬咬伤后治疗延迟是导致感染发生率高的重要因素之一。受伤后超过24 h就诊的患者很可能已经出现感染,并且就诊的原因往往是因为感染。

2.实验室检查:对于有感染的咬伤伤口和全身性感染体征的患者,需要在抗生素治疗前进行需氧菌、厌氧菌血和脓液培养。

3.创口检查:犬咬伤伤口可见于全身各个部位,成人以四肢,尤其上肢、手部最常见。儿童以头、面、颈部最常见。由于犬强大的咬合力和撕扯力,可致咬伤软组织损伤严重,伤情复杂。即便表面伤情不复杂的穿刺伤,也可能并发重要的神经、血管、肌腱、韧带,甚至是骨骼损伤。因此,所有的犬咬伤伤口均需进行仔细探查,避免遗漏严重的合并损伤。

（二）狂犬病暴露风险评估

狂犬病是由狂犬病毒感染引起的急性脑炎或脑膜脑炎的一种动物源性传染病。在狂犬病流行地区,5~14岁的儿童是主要受害者,约40%为15岁以下的儿童。犬咬伤在我国多发,且伤口严重程度相差很大,狂犬病病死率极高,因此,对所有犬咬伤患者,均需要狂犬病暴露风险评估和免疫预防处置。犬咬伤后狂犬病暴露分级及免疫预防处置程序见表20-1。

表20-1 犬咬伤后狂犬病暴露分级及免疫预防处置程序

暴露分级	接触方式	暴露后预防处置
I	完好的皮肤接触动物及其分泌物或排泄物	清洗暴露部位,无须进行其他医学处理
II	符合以下情况之一:①无明显出血的咬伤、抓伤;②无明显出血的伤口或已闭合但未完全愈合的伤口接触动物及其分泌物或排泄物	①处理伤口;②接种狂犬病疫苗;③必要时使用狂犬病被动免疫制剂
III	符合以下情况之一:①穿透性的皮肤咬伤或抓伤,临床表现为明显出血;②尚未闭合的伤口或黏膜接触动物及其分泌物或排泄物;③暴露于蝙蝠	①处理伤口;②使用狂犬病被动免疫制剂;③接种狂犬病疫苗

（三）伤口处理

对于有活动性出血的伤口应给予直接压迫止血,并应在伤口远端区域进行神经血管评估。深至重要结构的伤口应作为严重穿透伤处理。伤口的处理不仅有利于重要解剖结构及功能恢复,同时是预防伤口感染,预防破伤风、狂犬病的重要措施,临床必须对伤口处置足够重视,避免出现不必要的并发症。

1.伤口冲洗和清洗:有条件时,最好使用专业的清洗设备对伤口内部进行冲洗,以确保达到有效冲洗,用生理盐水冲洗伤口,避免在伤口处残留肥皂水或其他清洗剂。有证据表明,即使在没有狂犬病免疫球蛋白的情况下,伤口局部彻底、有效冲洗非常关键。通过有效的伤口清洗加立即接种狂犬病疫苗并完成暴露后预防程序,99%以上的患者可以存活。

2.消毒处理:彻底冲洗后用稀碘伏或其他具有灭活病毒能力的医用制剂涂擦或清洗伤口内部,可以灭活伤口局部残存的狂犬病病毒。

3.清创及扩创犬咬伤伤口:尤其撕裂伤应清创去除坏死组织,必要时行扩创术。

4.Ⅰ期闭合:缝合咬伤伤口时,需要充分地冲洗、清创,尽可能避免深部缝合,给予预防性抗生素治疗,以及密切随访。撕裂伤需符合下列所有标准才可行Ⅰ期缝合:临床无感染、6 h 以内、头面部的伤口。伤口缝合应尽可能避免使用皮下缝线,以避免异物增加感染风险。

5.延迟闭合:咬伤6 h 以上的伤口,这类发生感染风险较高的伤口不建议进行Ⅰ期闭合。感染风险较高的伤口应每日查看有无感染迹象。早期治疗中进行伤口清洁和失活组织清创,将咬伤伤口开放引流,定时更换敷料,至受伤72 h 以后可视伤口情况行延迟闭合。

6.负压封闭引流:犬咬伤伤口污染严重,感染概率较高,创面较大,组织缺损多见,直接通过手术闭合伤口可能会增加感染机会。创面负压封闭引流处理是首先彻底清除创面中已失活的组织,与负压吸引装置连接,待创面肉芽组织红润、新鲜,无感染迹象时,做伤口、创面Ⅱ期修复手术。采用负压封闭引流处理犬咬伤创面,简化了创面的处理,较好地解决了渗液引流、创面感染等问题。

负压封闭引流促进创面愈合的机制涉及多个方面[2]:①提供全方位均匀负压吸引,能彻底清除创区的炎性渗液及液化失活组织,迅速清洁创面、抑制创面细菌生长、消除局部组织肿胀。②负压状态能显著提高创面内毛细血管血流量,缩短创面愈合时间。③透明贴膜产生创面局部真空封闭状态,减少了细菌侵入造成的感染机会。故解决了犬咬伤创面组织肿胀、渗出液多、感染概率高、换药期限长、疼痛明显等问题。需注意彻底清创,覆盖创面时注意不留无效腔;保证持续有效的负压,严密观察伤口变化。④对大面积犬咬伤患者应用负压封闭引流可减少创面长期暴露时间,降低反复感染发生率,并为Ⅱ期缝合提供更靠前的时间窗,有效缩短治疗周期。

（四）狂犬病预防

1. 主动免疫预防:狂犬病为致死性疾病,暴露后进行人用狂犬病疫苗接种无任何禁忌。推荐接种程序:首次暴露人群选择"5针法"或"2-1-1"程序完成全程免疫接种。完成全程免疫半年内再次暴露,不需要接种;完成全程免疫超过半年未到1年再次暴露,加强接种2剂,即"5针法"的第0、3天;完成全程免疫超过1年未到3年再次暴露,加强接种3剂,即"5针法"的第0、3、7天;完成全程免疫超过3年再次暴露,需重新全程免疫接种。

2. 被动免疫预防:狂犬病被动免疫制剂的机制是在伤口局部浸润注射以中和伤口经清洗、消毒后残留的病毒,产生局部免疫保护。狂犬病患者免疫球蛋白使用前无须皮试。抗狂犬病血清使用前需皮试,如皮试呈阳性反应,但不得不使用时,需在做好过敏反应救治准备的情况下,采用脱敏注射方法继续使用。既往无免疫史或免疫史不全的狂犬病Ⅲ级暴露,以及神经分布密集的部位（如头、面、会阴、手部等）和严重免疫功能缺陷的Ⅱ级暴露病例应当在伤口部位充分浸润注射狂犬患者免疫球蛋白[3]。

（五）感染的预防

应密切观察伤口情况，早期识别感染征象，并注意可能的病原体。如果咬伤伤口疑似感染，应采取以下措施：在应用抗生素前，取伤口分泌物和血液做需氧菌及厌氧菌培养；如已形成脓肿或怀疑存在骨、关节或其他重要深部结构的感染，可能需行手术探查和清创术，引流物应送需氧菌及厌氧菌培养；对接受口服抗生素治疗疗效不佳，有全身感染症状或感染有进展的患者，应根据药敏试验结果更换敏感抗生素或更改为静脉给药。咬伤伤口感染，应清创引流，抗感染治疗。

三、案例总结

犬咬伤后伤口均有感染，早期需要预防性使用抗生素治疗。该患者右手伤口细菌培养提示多种细菌混合型感染，使用青霉素+左氧氟沙星+奥硝唑敏感抗生素抗感染治疗，感染得到控制。犬咬伤后伤口、创面感染，需要彻底清除坏死组织，伤口使用大量生理盐水冲洗，清创后使用负压封闭持续引流，待感染控制后行创面的Ⅱ期修复，伤口可以直接间断缝合，采用邻近皮瓣转移、游离皮瓣移植，或植皮封闭创面。

狂犬病的主动免疫预防，首次暴露人群选择"5 针法"或"2-1-1"程序完成全程免疫接种。狂犬病的被动免疫预防：狂犬患者免疫球蛋白或抗狂犬病血清的使用剂量分别为 20 U/kg 或 40 U/kg。对于伤口多而严重的病例，被动免疫制剂剂量不足以浸润注射全部伤口的，可以将其适当稀释以满足全部伤口的浸润注射。破伤风被动免疫预防：注射破伤风人免疫球蛋白或精制破伤风抗毒血清。

四、参考文献

[1]中国医师协会急诊医师分会，中国人民解放军急救医学专

业委员会,北京急诊医学学会,等.中国犬咬伤治疗急诊专家共识(2019)[J].中华急诊医学杂志,2019,28(9):1071-1077.

[2]刘家炜,王旭东.负压封闭引流技术与传统延迟缝合治疗在犬咬伤伤口愈合方面的疗效分析[J].中国临床医生杂志,2019,47(5):533-535.

[3]MC LOUGHLIN R J,COURNOYER L,HIRSH M P,et al. Hospitalizations for pediatric dog bite injuries in the United States[J]. J Pediatr Surg,2020,55(7):1228-1233.

案例来源:陆军特色医学中心急诊医学科,何家庆,Email:2947643073@qq.com

附:犬咬伤案例教学方案指导

【教学目标与适用对象】

适用人群:急诊、外科医学专业研究生、临床医学专业住培生。

掌握:犬咬伤的临床表现、犬咬伤感染伤口的处理、治疗原则。

熟悉:犬咬伤后狂犬病暴露分级及免疫预防处置程序。

【教学内容】

1.犬咬伤的临床表现、犬咬伤感染伤口的处理、治疗原则。

2.犬咬伤后狂犬病暴露分级及免疫预防处置程序。

3.《中国犬咬伤治疗急诊专家共识(2019)》。

【课堂计划】

教学方法:以问题为导向的互动式教学,预计时间45 min。

学员提前预习:犬咬伤的相关知识[《实用外科学》《中国犬咬伤治疗急诊专家共识(2019)》]。

1.案例导课,介绍案例基本情况,引出问题一:该患者右手犬咬伤后严重感染,如何处理犬咬伤后严重感染伤口?抗生素使用、处理原则是什么？引导学生进行讨论（分组讨论 5~10 min）。

思路 1：老年男性，急性起病，因犬咬伤后右手红肿热痛、流脓就诊，如何进行术前准备，在抗生素使用前做血与脓液的需氧和厌氧细菌培养，引导学员讨论抗生素的使用原则？

思路 2：该患者以右手犬咬伤后严重感染就诊住院，引导学员讨论犬咬伤后感染伤口的处理原则，创面的修复方法。

2. 引出第二个问题：犬咬伤是急诊外科临床常见问题，作为一位急诊外科临床医生，如何处理犬咬伤伤口（分组讨论 5~10 min）？

思路：引入犬咬伤治疗急诊专家共识相关内容，犬咬伤伤口早期处理，抗生素使用，伤口、创面修复的方法，特殊感染狂犬病、破伤风和气性坏疽的预防方法。

3. 引出第三个问题：负压封闭引流促进创面愈合的机制是什么（分组讨论 5~10 min）？

思路：引入负压封闭引流相关知识，将外科手术方法、技巧与犬咬伤伤口、创面处理结合起来。

4. 引出第四个问题：犬咬伤后狂犬病暴露分级及免疫预防处置程序是什么？

思路：引入《中国犬咬伤治疗急诊专家共识（2019）》相关内容，重视特殊感染狂犬病、破伤风和气性坏疽的预防。

【临床思考】

1. 犬咬伤伤口的临床表现是什么？
2. 犬咬伤后狂犬病暴露分级及免疫预防处置程序是什么？
3. 负压封闭引流促进创面愈合的机制是什么？
4. 犬咬伤伤口的处理流程、方案是什么？
5. 犬咬伤感染伤口的处理方法是什么？

案例 21

一例蜂蜇伤患者的诊治

摘要：患者女,64 岁,因"被蜂蜇伤致头部、肩背部、双上肢疼痛1 d"入院。在干农活时,不慎触及蜂巢,被胡蜂蜇伤全身多处,在当地医院治疗无好转,因病情加重转来我院,在我科住院治疗,采用异甘草酸镁保肝,使用糖皮质激素、葡萄糖酸钙、氯雷他定抗过敏、抗炎,头孢呋辛钠抗感染,季德胜蛇药片口服与外敷,行两次血浆置换治疗,病情好转出院,临床效果满意。

关键词：蜂蜇伤；血浆置换；MODS；横纹肌溶解症

随着全球气温的升高和生态环境的破坏,蜂蜇伤呈逐年增多趋势。蜂蜇伤后炎性介质的释放及蜂毒的直接毒性作用可产生严重并发症,包括急性肾损伤(AKI)、肝损伤、心肌损伤、急性肺水肿、横纹肌溶解、血管内溶血及脑梗死等,严重者可出现 MODS,病死率较高。

一、病案介绍

1. 入院病史：患者女,64 岁,因"被蜂蜇伤致头部、肩背部、双上肢疼痛 1 d"于 2019-08-04 在我科住院治疗。2019-08-03 患者在干农活时不慎触及蜂巢,被胡蜂蜇伤头部、肩背部、双上肢,蜇伤处出现红肿伴疼痛,并出现恶心、呕吐、酱油色尿,无呼吸困难、意识不清、发热、寒战等,被"120"送入当地县医院住院,给予清创及对症治疗,8月4日下午因病情加重,遂转入我院急诊外科。体检:T 36.5 ℃,P 73 次/min,R 19 次/min,BP 152/91 mmHg,头颈部、双上肢可见多发红肿,未见尾刺,局部压痛。实验室检查:白细胞32.72×10⁹/L、红细胞4.26×10¹²/L、血红蛋白129 g/L、血小板计数67×10⁹/L、淋巴细胞百分比5.2%、单核细胞百分比2.0%、中性粒细胞百分比91.4%、C反应蛋白20.9 mg/L;国际标准化比值1.19、活化部分凝血活酶时间>400.00 s、纤维蛋白原检测4.08 g/L、D-二聚体测定824.77 μg/L;白细胞介素-6 11.31 pg/mL、降钙素原5.99 ng/mL;尿素10.29 mmol/L、白蛋白38.4 g/L、天冬氨酸转氨酶2 519.4 U/L、丙氨酸转氨酶515.3 U/L、碱性磷酸酶191.0 U/L、非结合胆红素(干化学法)23.3 μmol/L、δ-胆红素(干化学法)10.2 μmol/L、总胆红素(干化学)36.0 μmol/L、肌酸激酶23 874.00 U/L、肌酸激酶同工酶-MB 549.23 U/L、尿蛋白质(++)、潜血(+++)、镜检RBC定量12.00 个/μL。初步诊断:①全身多处蜂蜇伤伴感染;②多器官功能障碍综合征;③横纹肌溶解症。

2. 诊治经过:患者入院后给予异甘草酸镁20 mL,1次/d保肝;糖皮质激素、葡萄糖酸钙、氯雷他定抗炎、抗过敏治疗;季德胜蛇药10片口服,1次/6 h+外敷患处;头孢呋辛钠1.5 g 1次/8 h静脉滴注抗感染;补充电解质、补液等治疗,8月5日、8月8日各使用3 000 mL血浆行血浆置换。后复查相关指标,肝功能、心肌酶谱较入院时明显改善,病情好转出院。

二、讨论分析

蜂蜇伤患者的预后取决于蜇伤的数量、蜇伤后是否得到及时处理,以及既往是否有严重的基础疾病。大部分重度患者经积极治疗后预后良好,少部分患者预后差。MODS是造成死亡的重要原因之一,因此,在临床急救中应迅速评估患者呼吸、循环及意识状况、评估全身过敏反应程度、评估脏器功能受累情况、积极行各脏器功能替代及支持治疗。

（一）临床表现[1]

1.过敏反应：过敏反应为蜂蜇伤后出现最早、最常见的临床表现。过敏反应的类型多为免疫球蛋白E(IgE)介导的速发型过敏反应，可发生于蜂蜇伤后的数分钟乃至数小时不等，症状可自行缓解或经治疗后好转，但过敏反应可再次发生，因此，建议患者住院或严密观察至少 10 h。根据过敏反应的症状可划分为 4 个等级（表21-1），需根据不同的等级选择相应的急救及治疗措施。

表21-1　全身过敏反应严重程度分级（Ring 和 Messmer 分级标准）

分级	皮肤系统	消化系统	呼吸系统	心血管系统
Ⅰ级	瘙痒、红斑、荨麻疹、血管神经性水肿	无	无	无
Ⅱ级	瘙痒、红斑、荨麻疹、血管神经性水肿	恶心、腹部绞痛	流涕、声音嘶哑、呼吸困难	心动过速（每分钟增加 20 次以上）、低血压（收缩压减少 20 mmHg 以上）、心律失常
Ⅲ级	瘙痒、红斑、荨麻疹、血管神经性水肿	呕吐、腹泻	喉水肿、支气管痉挛、发绀	休克
Ⅳ级	瘙痒、红斑、荨麻疹、血管神经性水肿	呕吐、腹泻	呼吸停止	心脏停搏

2.局部毒性反应：局部皮肤红肿、疼痛、瘙痒，蜂刺部位可发生中心性坏死、化脓，范围通常小于 10 cm，严重者可能超过 10 cm，24 h 内极易进展，可持续数天，并可能导致非感染性淋巴管炎和轻度的呼吸系统症状；邻近气道及面部的蜂蜇伤伤口更容易导致气道

狭窄;蜇伤眼部可能导致眼部红肿、畏光流泪、视力下降、弥漫性角膜炎、虹膜睫状体炎及继发性青光眼,甚至是白内障、眼球萎缩等并发症。

3.多系统损害:主要表现为6个方面。

(1)神经系统:蜂毒可以诱发脑炎、脑血管意外,从而出现意识障碍、头晕、头痛、谵妄等表现。

(2)呼吸系统:表现为气促、喘息、呼吸困难等。在蜂蜇伤后最早出现的气促多由疼痛所致,继而可能因为过敏反应导致喉头水肿、气管痉挛等出现呼吸困难,或由于过敏性休克反射性引起呼吸频率增快;2~3 d后疾病持续进展可能出现急性呼吸窘迫综合征(ARDS)。

(3)循环系统:可出现心悸、胸闷、胸痛等症状,且可能因过敏反应引起冠状动脉痉挛、低血压休克,冠状动脉灌注不足,从而诱发Kounis综合征,并在此基础上诱发心律失常、心力衰竭等。Kounis综合征又称为与过敏相关的ST段抬高急性冠脉综合征,分为两种类型:1型和2型。其中1型仅表现为冠状动脉痉挛,2型则表现为斑块破裂和心肌梗死。

(4)消化系统:轻者常表现为恶心、呕吐、腹胀、腹泻;重者则出现呕血、黑便、黄疸、柏油便等。蜂毒所致胃肠道蠕动加快、肠道平滑肌痉挛、胃肠道血管扩张出血等,可能与其诱导的Ⅰ型变态反应有关。同时大剂量激素冲击也是导致消化道出血的常见原因。蜂毒对肝的损伤,临床上主要表现为肝区肿大、胀痛、黄疸,严重者甚至出现肝性昏迷或急性肝衰竭。

(5)血液系统:非蜇伤部位的皮下出血点、瘀斑、呕血、便血和血尿等,可出现凝血功能异常、间接胆红素明显升高,甚至出现类白血病反应。

(6)泌尿系统:早期会出现尿液颜色及尿量的改变。一般早期因出现血尿及蛋白尿而表现为尿液颜色的异常,如茶色、酱油色、洗肉水样,甚至尿液中出现大量渣样物沉积,多考虑由蜇伤后急性血管内溶血、横纹肌溶解引起。发生横纹肌溶解多考虑蜂毒对横纹肌细胞的直接毒性和对横纹肌细胞膜的溶解破坏所致;随病情进展,则会出现进行性少尿及无尿,同时肌酐、尿素氮水平也会显著升高,若治疗不及时,肾功能损害将呈不可逆性进展。蜂蜇伤后多器官功能障碍综合征(MODS)也较常见,发生 MODS 是蜂蜇伤病情严重的重要标志。

(二)病情评估与诊断

1.急诊评估:迅速评估患者气道、呼吸、循环及意识状况,是否需要立即进行心肺复苏(CPR);评估有无全身过敏反应和严重度分级;有无器官功能受累,如尿量、尿色改变;获取详细病史,包括既往过敏史、特殊病史、服用药物史,以及蜂蜇伤后第一时间诊治情况,如早期是否使用肾上腺素、糖皮质激素、静脉输液等。

2.严重程度分级:①轻度。蜇伤皮损数一般小于 10 处,仅出现局部过敏反应,无器官功能受累表现。②中度。蜇伤皮损数一般在 10~30 处;过敏反应分级Ⅰ~Ⅱ级,仅有 1 个系统器官受累,序贯器官衰竭评分(SOFA)≥2 分,早期出现酱油色或茶色尿。③重度。蜇伤皮损数一般大于 30 处;过敏反应分级Ⅲ~Ⅳ级或至少 2 个系统器官受累,每个系统器官 SOFA 评分均≥2 分。

(三)蜂蜇伤的治疗

1.一般治疗:蜂蜇伤一般治疗首先要拔出毒刺,毒刺与皮肤接触时间越长,毒液接种率越高。接诊蜂蜇伤患者时应详细检查患处,若毒刺和毒囊仍遗留在皮肤,可用针挑拔出或用胶布粘贴拔出,严禁挤压。蜂蜇伤处用肥皂水、过氧化氢反复清洗,24~48 h 内给予局部冰敷,同时应肌内注射破伤风抗毒素。

2.抗过敏治疗:蜂蜇伤患者中 5%~15% 会出现局部过敏反应(LR),3%~8.9% 会出现全身过敏反应(SR),通常 SR 发生得越早,病情越重。蜂蜇伤患者经治疗后一般 SR 症状会在几小时内消退,但是有5%的蜂蜇伤患者会在6~11 h后复发,主要为伴有低血压的蜂蜇伤患者,发生SR蜂蜇伤患者病死率为10%。因此,蜂蜇伤患者一旦发生过敏反应要立即进行病情评估,根据病情严重程度有针对性地治疗。SR的严重程度分级可参考Ring和Messmer的分级标准。不同级别过敏反应的分级治疗如下。①Ⅰ级过敏反应:可给予口服抗组胺类药物,酌情使用糖皮质激素。②Ⅱ级过敏反应:吸氧,肌内注射抗组胺类药物,静脉使用糖皮质激素,必要时肾上腺素肌内注射,留院观察。③Ⅲ级过敏反应:吸氧,保持气道通畅,使患者平卧,适当抬高下肢;建立静脉通道,充分补液;使用抗组胺药、糖皮质激素、肾上腺素,若有喉水肿及支气管痉挛表现,应及时行气管插管或气管切开;严密监测生命体征及器官功能状况。④Ⅳ级过敏反应,立即启动CPR。过敏反应中肾上腺素的用法为0.3~0.5 mg肌内注射,必要时每隔5~10 min重复使用,儿童用量为0.01 mg/kg,不超过0.3 mg。肾上腺素肌内注射于股四头肌前外侧,8 min即可达到最高血药浓度。

3. 器官功能保护[2]:①泌尿系统。密切观察尿量、尿色,动态监测肾功能和肌酶。蜂蜇伤早期应充分补液、利尿,保证每小时尿量在100~200 mL以上,以促进毒物排泄和保护肾功能。补液的同时要兼顾心肺功能,防止容量负荷过重,加重心力衰竭、肺水肿。同时要适当碱化尿液,保证尿液的pH维持在6.5~7.0,可降低缺血性肾小管坏死,以及毒素诱导的肾小管损伤。②心血管系统。动态监测心肌酶、脑钠肽、血压、心率及心律等,及时处理低血压、高血压、心律失常和心肌缺血,中毒性心肌炎者要加强营养心肌。③呼吸系统。观察呼吸频率、节律及肺部呼吸音等,连续监测脉搏血氧饱和度。定期复查血气分析、胸部CT。加强气道管理,维持呼吸道通畅,个体化使用祛痰及支气管扩张剂等,及时处理过敏性肺水肿、喉头水肿。④血液系统。密切观察患者皮肤、黏膜有无出血点及瘀斑,穿刺部位有无渗血,动态监测血常规、凝血功能,必要时给予输注洗涤红细胞、新鲜血浆及浓缩血小板支持治疗。⑤其他。每日观察患者意识、瞳孔、肌力、肌张力,有无黄疸及黑便等,监测转氨酶及胆红素变化。合并脑水肿者给予脱水剂,合并肝损伤者应使用护肝药物,使用大剂量糖皮质激素者或出现消化道出血者常规使用质子泵抑制剂护胃。

4. 抗感染治疗:蜂蜇伤后引起感染的可能机制为蜜蜂和胡蜂的腹部覆盖着无数的细毛,而且蜂类经常于垃圾堆中活动,致病菌可以附着其毛上。当蜂蜇人时,蜂刺会深深地嵌入皮肤中,此时蜂身上的细菌和皮肤表面的细菌都可以接种在表皮下。蜂蜇伤后通常都会刺痛,抓挠可进一步导致表皮损伤和病原菌植入。此外,刺痛点周围的水肿可能暂时阻断淋巴回流,削弱免疫系统对感染的清除力。蜂毒入血可激活单核巨噬细胞系统,刺激肿瘤坏死因子-α 和白细胞介素-1 的释放,并促进白细胞介素-6 和白细胞介素-8 的生成,中性粒细胞脱颗粒,诱导多种炎症细胞趋化,引起组织炎症反应,严重者可致全身炎症反应综合征(SIRS)。有研究报道白细胞介素-6 水平可作为蜂蜇伤致 SIRS 的预测因子。因此,蜂蜇伤早期出现血白细胞和白细胞介素-6 水平明显升高的患者,应及早抗感染治疗。糖皮质激素具有抗炎、抗毒、抗免疫、抗休克及提高机体应激的作用,可用于蜂蜇伤的治疗。蜂蜇伤早期使用糖皮质激素也可延缓肾间质纤维化,加速肾功能的恢复。有研究报道蜂蜇伤中毒导致的急性间质性肾炎,通过糖皮质激素治疗可取得良好的效果,但多大剂量治疗效果最佳尚未统一。蜂蜇伤患者糖皮质激素的使用剂量及有效性、安全性有待进一步研究。

5. 血液净化治疗:血液净化被认为是治疗蜂毒所致 AKI 或 MODS 的重要手段。建议重症患者在蜂蜇伤后 8 ~ 12 h 内进行,若危及生命时则应立即进行。蜂蜇伤后出现 AKI 的患者病情较重且多表现为 MODS[3]。常用的血液净化方式如下。①血浆置换(PE):血浆置换能清除体内已与血浆蛋白结合的毒素,且能补充白蛋白、免疫球蛋白及凝血因子等血浆因子,当患者出现 DIC 时首选 PE。②血液灌流(HP):血液灌流的原理为使用活性炭或树脂灌流器吸附与血浆蛋白结合的毒素,在患者生命体征相对稳定的情况下可行 HP 清除毒素。③血液透析(HD):血液透析能有效清除体内多余的水分和中、小分子毒素,且能纠正电解质及酸碱平衡紊乱,可间断透析,适用于病情较稳定的 AKI 患者。④连续性肾脏替代治疗(CRRT):CRRT 具有清除中、小分子物质和消除组织水肿,置换液可个体化配制,利于营养支持的特点,并且不引起血流动力学改变,适用于治疗多器官功能衰竭,尤其是蜂蜇伤后血流动力学不稳定伴严重内环境紊乱、AKI 合并急性肺水肿的患者。总之,蜂蜇伤患者行血液净化治疗不仅可以清除因横纹肌溶解和溶血产生的游离肌红蛋白和血红蛋白,还可以清除毒素和炎症因子,维持水、电解质和酸碱平衡稳定,延缓蜂毒对其他脏器的损害,改善患者预后。

(四)蜂蜇伤的预后评估

蜂蜇伤患者的预后取决于蜇伤轻重、蜇伤后是否得到及时救治,有无严重基础疾病。轻、中度患者一般预后较好,无明显后遗症;重度患者经积极治疗大部分可痊愈,也有少部分死亡[4]。造成死亡的主要原因:①早期出现重度过敏反应,如喉头水肿窒息、过敏性休克等未及时纠正;②诱发脑卒中、心肌梗死;③严重凝血功能障碍;④肾功能衰竭未及时进行血液净化;⑤严重代谢性酸中毒、高钾血症等内环境紊乱;⑥重度 ARDS 和呼吸衰竭;⑦继发严重感染,甚至感染性休克;⑧高龄合并心、肺、肝、脑、肾等多种基础疾病。

三、案例总结

患者胡蜂蜇伤后,蜇伤处红肿疼痛,白细胞、中性粒细胞百分数、降钙素原明显升高考虑感染,使用头孢呋辛钠 1.5 g 3 次/d 抗感染治疗。因为蜂毒可以引起机体严重的过敏反应、内环境的破坏,采用糖皮质激素、葡萄糖酸钙、氯雷他定抗过敏、抗炎等治疗。

异甘草酸镁是一种肝细胞保护剂,具有抗炎、保护肝细胞膜及改善肝功能的作用,能阻止血清转氨酶升高,减轻肝细胞变性、坏死及炎症细胞浸润。患者肝功能、凝血功能异常,分别两次采用血浆3 000 mL 行血浆置换,复查肝功能、凝血功能、血常规等无明显异常,患者症状缓解,住院 8 d 后好转出院。

四、参考文献

[1]中国毒理学会中毒与救治专业委员会,中华医学会湖北省急诊医学分会,湖北省中毒与职业病联盟.胡蜂螫伤规范化诊治中国专家共识[J].中华危重病急救医学,2018,30(9):819-823.

[2]张朝晖,陈玉.蜂蜇伤导致多器官功能障碍综合征研究进展[J].海南医学,2020,31(11):1477-1480.

[3]朱洁云,罗毅沣,冯基花,等.蜂蜇伤诊疗进展[J].临床误诊误治,2019,32(11):97-102.

[4]曹晖,陆玉晓.蜂蜇伤治疗进展[J].中国中医药现代远程教育,2016,14(10):148-149.

案例来源:陆军特色医学中心急诊医学科,何家庆,Email:2947643073@qq.com

附:蜂蜇伤案例教学方案指导

【教学目标与适用对象】

适用人群:急诊、外科医学专业研究生、临床医学专业住培生。

掌握:蜂蜇伤临床表现、诊断要点、治疗原则。

熟悉:蜂蜇伤严重程度分级,抗过敏、器官功能保护、血液净化等治疗。

【教学内容】

1.蜂蜇伤的临床表现、诊断要点、治疗原则。

2.蜂蜇伤血液净化治疗方案的选择。

3.《胡蜂蜇伤规范化诊治中国专家共识》。

【课堂计划】

教学方法:以问题为导向的互动式教学,预计时间45 min。

学员提前预习:蜂蜇伤的相关知识(《实用内科学》《胡蜂蜇伤规范化诊治中国专家共识》)。

1.案例导课,介绍案例基本情况,引出问题一:该患者全身多处蜂蜇伤,如何进行蜂蜇伤后抗过敏、抗休克、器官功能维护,血液净化等治疗,局部蜂蜇伤伤口的处理问题? 引导学生进行讨论(分组讨论5~10 min)。

思路1:患者女性,急性起病,因全身多处蜂蜇伤后疼痛肿胀就诊,如何进行早期抗过敏、补液、抗休克、抗感染等治疗,引导学员讨论根据蜂蜇伤后严重程度分级,选择治疗方案。

思路2:该患者以全身多处蜂蜇伤就诊住院,引导学员讨论蜂蜇伤后器官功能维护的处理原则,如何选择血液净化治疗方案。

2.引出第二个问题:蜂蜇伤是急诊临床常见急症,作为一位急诊临床医生,如何处理蜂蜇伤(分组讨论5~10 min)?

思路:引入《胡蜂蜇伤规范化诊治中国专家共识》相关内容,蜂蜇伤早期抗过敏、补液、抗休克,抗生素使用,器官功能维护,血液净化等治疗。

3.引出第三个问题:本例患者采用血浆置换,病情好转,其机制是什么(分组讨论5~10 min)?

思路:引入血液置换相关知识,将血浆置换治疗与蜂蜇伤处理结合起来。

4.引出第四个问题:根据蜂蜇伤严重程度分级,Ⅲ~Ⅳ级蜂蜇伤后休克、心跳、呼吸骤停,如何早期开展抗过敏、抗休克、心肺复苏等治疗?

思路:引入《胡蜂蜇伤规范化诊治中国专家共识》与《国际心肺

复苏指南》相关内容,重视蜂蜇伤早期抗过敏、抗休克、心肺复苏等治疗。

【临床思考】

1.蜂蜇伤病情评估与诊断是什么?

2.蜂蜇伤不同级别过敏反应的分级抗过敏治疗方案是什么?

3.蜂蜇伤器官功能保护治疗方案是什么?

4.蜂蜇伤血液净化治疗方案和选择是什么?

案例 22

一例双手电击伤患儿的诊治

摘要：患儿男，8岁，因"双手电击伤后疼痛肿胀14 d"入院。患儿在河边玩耍时，不慎被电击伤双手并感染，在当地医院治疗无好转转来我院，Ⅰ期手术采用双手电击伤创面切痂术+负压封闭引流术，二期手术采用全厚皮片移植修复双手创面，术后用头孢呋辛钠抗感染、换药治疗，病情好转，植皮片存活，创面无感染，好转出院。

关键词：电击伤；创面处理；负压封闭引流

电击伤包括电流直接伤、电弧烧伤、电流引起的衣物燃烧造成烧伤。前者属于真正的电烧伤，由于电流直接通过身体，电能转变为热能使组织直接受热致伤，特别是高压电烧伤后，不但可造成皮肤凝固性坏死以至炭化，深部组织损伤往往也很严重。临床上常表现为"口小、底大、外浅、内深"的特点。低压电（<1 000 V）主要影响心脏和呼吸，可无重要的软组织损伤，高压电（>1 000 V）则主要产生严重的软组织损伤，可伴有或不伴有心脏和呼吸功能的改变。

一、病案介绍

1. 入院病史：患儿，男性，8岁，因"双手电击伤后疼痛肿胀14 d"于2013-07-22就诊入院，患儿于2013-07-08 13：00在河边玩耍时，不慎接触因施工掉入河水中的电线，当即感双手疼痛，但无昏迷呕吐,在当地县医院住院治疗,诊断为"双手电击伤",给予输液、抗感染、换药等治疗,因治疗无好转,转来我院。急诊医师以"双手电击伤;右手环指、小指远端坏死"收入我科。体检:T 36.7 ℃,P 100 次/min,R 20 次/min,BP 113/67 mmHg。专科情况:右手掌侧3 度烧伤创面,约 5 cm×6 cm 大小,创面有脓性分泌物和坏死组织,右手 4、5 指末节干性坏死,右手第 5 指末节有脓性分泌物。左手背有 3 cm×6 cm 大小的 3 度烧伤创面,创面组织坏死,感染。实验室检查:白细胞 $6.46×10^9$/L、红细胞 $3.92×10^{12}$/L、血红蛋白108 g/L、血小板计数 $282×10^9$/L、中性粒细胞百分比 54.9%、C 反应蛋白0.4 mg/L;心肌损伤标志物正常;创面细菌培养:铜绿假单胞菌(少量),粪产碱杆菌(+)。初步诊断:①双手 3 度电击伤伴感染,面积 1%;②右手 4、5 指末节坏死。

2.诊治经过:患儿入院后术前准备,头孢呋辛钠 0.75 g,2 次/d抗感染、补液、换药、对症治疗,2013-07-23 在全身麻醉下行双手电击伤切痂清创术+负压封闭引流术+右手 4、5 指末节残端修整术。2013-07-30 在全身麻醉下行双手电击伤清创术+植皮术+负压封闭引流术,术后抗感染、补液、换药、对症治疗,植皮片存活,伤口换药无感染征象,患者出院。

二、讨论分析

人体是一个电流导体,电流通过时可引起各种生理和病理生理效应,以致引起损伤。电击不仅可引起皮肤及其深部组织烧伤,也可造成内脏损伤。

由于各种组织的电阻不同,将电能转变成热能的效应也不同。骨骼的电阻相对较高,通电后骨骼承受的热量比周围组织明显要高,可引起邻近的骨骼肌烧伤,由于大动脉的血流速度容易消除电流产生的热,而较小的肌肉营养支则易形成血栓,造成肌肉坏死。电损伤后毛细血管通透性增加,组织间隙内大量积液,使筋膜间隔内压增高,是造成肌肉组织坏死的重要因素。

（一）临床表现[1,3]

皮肤可见明显的入口及出口,有时有多个出口。高压电肢体烧伤,特别是上肢烧伤,常见肘和腋部有跳跃性创面。烧伤创面多呈椭圆形,中间损伤严重,多呈不同程度的焦黄,且稍有凹陷。其周围呈白色坚韧坏死,创周常有环形充血窄带,局部和周围肿胀明显。损伤特点为"口小、底大、外浅、内深"。如合并其他损伤,主要表现如下。

1.心脏:表现为室性心动过速,心悸、胸闷、心律不齐,严重者心脏停搏。

2.呼吸系统:电接触伤患者易因严重的肌肉痉挛而使呼吸停止,咯血、咳痰、胸痛、呼吸困难,同时可出现胸膜渗液、出血性支气管炎、支气管胸膜瘘。

3.肾衰竭:电烧伤后液体丧失,大量肌红蛋白及血红蛋白对肾有明显的损害,或电流的直接作用导致肾衰竭,出现少尿或无尿。

4.消化道:躯干电阻小,截断面积大,很少产生内脏损伤,如果腹壁直接接触高压电,仍可造成胃肠坏死及穿孔,胃肠道还可出现弥漫性黏膜下出血、柯林(Curling)溃疡、麻痹性肠梗阻及罕见的胰腺坏死和胆囊坏疽。

5.神经系统:意识昏迷、头痛,同时出现神经系统病理体征,头颅CT、MRI、单光子发射计算机断层成像(SPECT)等影像学观察亦能为诊断提供客观依据,周围神经损伤后所支配的部位感觉及运动功能丧失。

（1）脑损伤:电击伤后脑部损伤的主要临床表现为暂时性中枢神经系统功能失调,伤后可立即出现昏迷、失语、抽搐、脑性瘫痪、颅内压增高、健忘、情绪不稳定、学习功能障碍等症状。甚至出现脑出血和脑水肿,严重者可致脑干损伤。

（2）脊髓损伤:脊髓损伤有时早期不易察觉,常在损伤后几天甚至几个月才表现出来,患者表现为脊髓横贯伤、暂时脊髓损伤所致的瘫痪。

(3)迟发性神经后遗症:为晚期神经并发症,主要为癫痫发作、难治性头痛、麻痹、痉挛性截瘫、不完全性脊髓横断及反射性交感神经营养不良等。

(4)周围神经损伤:神经所支配的部位感觉及运动功能丧失。产生周围神经损伤的原因如下:①血管损伤使神经的血液减少,导致功能性损害;②热对神经的直接损害;③电流对神经功能的直接作用,神经支配的部位功能障碍。

6.骨折、脱位:任何类型的电流都能引起剧烈的肌肉收缩,导致骨折和脱位。除手指和腕部屈侧常呈开放性骨折脱臼外,一般骨折和脱位往往被当时的伤情掩盖,易被忽视,因此,应注意检查,发现骨折和脱位。

7.局部感染和脓毒症:电烧伤后局部组织坏死,导致需氧菌和厌氧菌感染,延迟清创和因全身或面部情况致使处理不彻底,可发生梭状芽孢杆菌引起的肌炎,局部炎症反应明显,畏寒、高热。也可继发脓毒症。

8.继发性出血:出血可发生在伤后数天或几周,因血管壁损伤后,管壁软弱而形成假性动脉瘤,继发破裂而致大出血,甚至危及生命。

(二)诊断要点

1.电接触烧伤:强大的电流通过人体,有明显的出口及入口,有时有多个出口。

2.电弧烧伤:电弧放电引起烧伤。处于电场范围内可受到电弧损伤。

3.电火花烧伤:电流短路形成电火花,原因为用电引起,实属热力损伤。

4.电烧伤复合伤:不但存在电烧伤,而且触电后从高空坠落及机械作用而形成骨折、关节脱位、脑外伤、硬膜外血肿、软组织挫裂伤及内脏损伤。

5. 内脏并发症的诊断：电烧伤后特别是高压电烧伤的并发症较多,各脏器的并发症与接触电流的径路有关。

(1)心脏：患者伴有心肌病变的症状和体征,表现为心悸、胸闷、室性心动过速、心室颤动、心律不齐,严重者心脏停搏,心电图表现为 ST 段和 T 波倒置,可见缺血图形,心肌酶学检查升高。

(2)呼吸系统：肌肉痉挛可导致呼吸暂停、胸痛、咯血、咳痰、呼吸困难,双肺可闻及干或湿啰音,呼吸音降低,胸部 X 射线检查可见肺纹理增粗及肺实变、胸腔积液等表现。必要时纤维支气管镜检查。

(3)脑：临床表现是脑损伤的直接反映,作为判断脑损伤的可靠依据。CT、MRI、SPECT 主要显示颅骨骨折、脑水肿、颅内血肿、颅内积气、脑缺血,但影像学表现阴性者仍以临床表现为准,查体可发现中枢神经系统损伤的阳性体征。

(4)消化系统：腹部有明显的电击伤创面(出口或入口),伴有急腹症的表现和体征,腹腔穿刺抽出消化道内容物或血性液体,腹部平片有时可见膈下游离气体。有以下情况者应考虑空腔脏器穿孔：①腹壁全层烧伤或伴有焦痂裂开;②持续性腹痛进行性加重;③肠管部分从腹壁焦痂裂孔中脱出或较多腹水渗漏;④无其他原因的休克呈进行性加重。

(5)肾衰竭：电烧伤后液体丧失,大量肌红蛋白及血红蛋白对肾的损害导致肾衰竭,出现少尿无尿,血 BUN 及肌酐升高。

(三)治疗方法及原则

1. 全身治疗：主要包括 3 个方面。

(1)早期急救处理：①心跳、呼吸停止,立即进行人工心肺复苏,心外按压、人工呼吸;②注射兴奋心肌的药物,提高心肌的收缩力,扩张冠状血管,改善心肌缺氧;③有心室颤动时,给予电击除颤;

④心肺复苏后宜行ICU监护,直至恢复伤前状态。

（2）液体复苏:电烧伤不可仅按烧伤面积估计输液量,由于高压电往往造成深度肌肉组织损伤,液体丢失不可低估,同时释放出大量血红蛋白及肌红蛋白,易沉积和堵塞肾小管,更易发生肾功能损害。在补液过程中,应维持每小时尿量至少100 mL,同时碱化尿液,加用甘露醇利尿。

（3）防治感染:常规注射抗生素及TAT预防厌氧菌感染,根据创面细菌培养结果选择有效的抗生素。

2. 局部创面处理:主要包括8个方面。

（1）电弧或电火花所引起的烧伤:电流未通过人体,处理同一般火焰烧伤。

（2）早期处理:伤后6~8 h组织间隙内大量积液,可造成室筋膜间隔内压力增加,导致组织坏死或缺血性肌挛缩。有下列情况之一者需做筋膜切开减压:①用导管测压法,测得筋膜间隙内的压力大于30 mmHg;②脉搏微弱或不能扪及;③远端肢体失去感觉和运动功能;④远端肢体已烧焦炭化。

（3）扩创:早期清除坏死组织,及时覆盖创面。若等坏死组织分界明确或肌肉液化时再进行手术,显然增加感染的危险。若有早期清创的经验,可以作早期（甚至伤后数小时内）清创和修复。清创时必须将坏死组织彻底清除干净,以避免手术后继发感染。有时电烧伤创面坏死组织广泛,难以一次性清除,可应用异种皮或采用负压引流装置暂时覆盖,3~5 d后再行二次清创。创面负压治疗主要适应于软组织丰厚、坏死组织一次不能彻底清除干净者,若创面为肌腱较集中部位（如腕部、足背）、重要血管神经或骨组织可能外露区不推荐使用负压治疗,宜尽早创面修复[2]。对多部位电烧伤创面,应全面计划,优先处理可能危及生命和肢体血液循环的创面。

（4）肌腱烧伤的处理:烧伤的神经和肌腱应尽量保留,除有明显炭化和液化者外,应保留其解剖的连续性。如果该肌腹坏死,肌腱存在,可将肌腱与其他健康肌腹缝接。如肌腱已肯定坏死,可切除,用无细胞异体肌腱等修复。由于有血供丰富的皮瓣覆盖,可能使这些组织保存下来,仍可望得到功能的恢复。

（5）烧伤死骨的处理:传统方法常等待坏死骨自然分离,或在骨质上钻孔形成肉芽创面,用自体皮移植封闭肉芽创面。烧伤死骨只要无明显感染,用皮瓣覆盖能得永久的愈合,依靠"爬行替代"达到骨修复的目的。

（6）神经、血管损伤的处理:重要的肢体血管损伤,可导致远端的血液循环障碍,以致坏死而截肢,应行血管移植（自体血管或人造血管）,再用皮瓣覆盖。对有炭化或液化的神经应予剪除,尽量保持神经的连续性。必要时可采用游离神经移植术。

（7）创面覆盖:有神经、血管、肌腱及骨等深部组织裸露的创面,如不及时修复,往往产生组织坏死或液化,导致患肢功能障碍。应用游离皮片一般难以修复,选择有丰富血供的组织瓣覆盖能达到修复的目的。

（8）创面覆盖的选择:①清除坏死组织后基底软组织正常,可选择断层皮片移植修复;②伴有神经、肌腱、血管等深部组织外露或损伤的创面,选择皮瓣修复;③首次清创坏死组织无法清除干净,暂时用异种皮覆盖,再次清创后用皮瓣覆盖;④大关节部位一般选择皮瓣修复可靠,防止挛缩而致畸形。

三、案例总结

患儿双手电击伤创面已伤后 2 周,创面有脓性分泌物,感染明确,予以头孢呋辛抗感染治疗。双手电击伤 3 度焦痂创面,创面已感染流脓,切除双手坏死焦痂,创面采用负压封闭持续引流,以利创面肉芽组织生长。右手 4、5 指末节干性坏死,有脓性分泌物,行残端修整手术治疗。负压封闭引流术后 7 d,双手肉芽创面新鲜,创面再次清创,行全厚皮片游离植皮术+负压封闭引流术,双手植皮区创面,去除负压封闭引流后,继续换药治疗,直至创面愈合。

四、参考文献

［1］张丕红,黄晓元,黄跃生.深度电烧伤创面早期修复专家共识(2020版)［J］.中华创伤杂志,2020,36(10):865-871.

［2］张丽君,缪玉兰.负压封闭引流技术在烧伤治疗中的研究进展［J］.医学综述,2019,25(11):2228-2232.

［3］孙永华,盛志勇.临床诊疗指南:烧伤外科学分册［M］.北京:人民卫生出版社,2007:100-107.

案例来源:陆军特色医学中心急诊医学科,何家庆,Email:2947643073@qq.com

附:电击伤案例教学方案指导

【教学目的与适用对象】

适用人群:急诊、外科医学专业研究生、临床医学专业住培生。

掌握:电击伤临床表现、诊断要点、治疗原则。

熟悉:电击伤早期现场心肺复苏、补液、防止感染原则。

【教学内容】

1.电击伤的临床表现、诊断要点、治疗原则。

2.电击伤局部创面处理。

3.《深度电烧伤创面早期修复专家共识(2020版)》。

【课堂计划】

教学方法:以问题为导向的互动式教学,预计时间45 min。

学员提前预习:电击伤的相关知识(《实用外科学》《深度电烧伤创面早期修复专家共识(2020版)》)。

1.案例导课,介绍案例基本情况,引出问题一:该患儿双手电击伤后感染创面,如何处理电击伤后感染创面?抗生素使用、破伤风、气性坏疽的预防、局部创面的处理原则是什么?引导学生进行讨论(分组讨论 5～10 min)。

思路 1:患儿男性,急性起病,因双手电击伤后疼痛肿胀、流脓就诊,如进行术前准备,在抗生素使用前做脓液的需氧和厌氧细菌培养,引导学员讨论抗生素的使用原则。

思路 2:该患儿以双手电击伤后感染就诊住院,引导学员讨论电击伤后感染创面的处理原则、局部创面的修复方法。

2. 引出第二个问题:电击伤是急诊外科临床常见急症,作为一位急诊外科临床医生,如何处理电击伤创面(分组讨论 5～10 min)?

思路:引入《深度电烧伤创面早期修复专家共识(2020 版)》相关内容,电击伤创面早期局部处理,抗生素使用,特殊感染破伤风和气性坏疽的预防方法。

3. 引出第三个问题:负压封闭引流促进创面愈合的机制是什么(分组讨论 5～10 min)?

思路:引入负压封闭引流相关知识,将外科手术方法、技巧与电击伤创面处理结合起来。

4. 引出第四个问题:电击伤后心跳、呼吸骤停,如何早期现场开展心肺复苏?

思路:引入《国际心肺复苏指南》相关内容,重视电击伤复苏现场的安全,防止再次意外触电,导致救援人员的意外伤害。

【临床思考】

1. 电击伤的临床表现有哪些?

2. 电击伤的诊断要点有哪些?

3. 电击伤的全身治疗方案有哪些?

4. 电击伤的局部创面处理方法有哪些?

案例 23

两例大血管穿刺损伤患者的诊治

摘要:

案例1,患者女,26岁,因妊娠30^{+2}周时出现胎膜早破、胎儿生长受限,在某二级医院行人工引产术,术后病情加重,右颈内静脉置管、左股动脉置管进行监测。左股动脉穿刺置管困难,多人多次穿刺,最终置管成功。后续治疗过程中出现血红蛋白进行性下降,遂转入我院,经检查后明确为穿刺血管损伤后导致腹腔巨大血肿,经积极抢救、手术治疗后转危为安,好转出院。

案例2,患者女,65岁,慢性肾功能衰竭CKD5期、高钾血症,经右颈内静脉临时置管行肾脏替代治疗。超声引导下右颈内静脉置管,穿刺过程顺利。穿刺后20 min出现胸背部疼痛,经胸部X射线检查深静脉置管位置异常,拔出导管后CT示纵隔血肿进行性增大、休克,后经积极抢救、外科手术等治疗后病情好转出院。

关键词:中心静脉血管内穿刺;股动脉穿刺损伤;并发症

大血管穿刺置管目前广泛应用于临床,尤其是重症监护室、介入导管室、麻醉科和急诊科。常用于监测中心静脉压(CVP)、大量快速补液、连续性肾脏替代治疗(CRRT)、体外膜肺氧合(ECMO)、血管内介入治疗等,常用的穿刺血管有:颈内静脉、锁骨下静脉和股静脉。大血管穿刺置管成为成功救治危重症患者的有效途径。深静脉穿刺导致严重并发症的概率为 0.4% ~ 9.9%[1]，主要并发症包括局部血肿、血胸、气胸、血栓形成等。如何提高穿刺成功率，减少穿刺损伤和降低并发症的发生，成为目前大血管穿刺置管首要解决的问题。现报告我科收治的 2 例大血管穿刺置管导致血管损伤严重并发症患者。同时结合文献探讨并发症的预防、管理、补救性治疗，提高对此类疾病的认识。

一、病案介绍

案例 1：患者女，26 岁（身高 155 cm，体重 65 kg），妊娠 30^{+2} 周时出现胎膜早破、胎儿生长受限，在某二级医院行人工引产术。引产后出现高热、多脏器功能衰竭，给予气管插管呼吸机辅助通气，右颈内静脉置管、左股动脉置管进行监测。左股动脉穿刺置管困难，多次解剖定位穿刺，放置导丝时有阻力，多人多次尝试，最终置管成功。后续治疗过程中出现血红蛋白进行性下降，循环不稳定，超声排除子宫破裂、子宫收缩乏力导致大出血。当地医院救治困难转入我院 ICU。体检：腹部膨隆，宫底位于脐下，阴道无活动性出血。临床诊断为非典型溶血尿毒症综合征（aHUS），予以血浆置换（PE）、肾脏替代、肝素钠抗凝等治疗 4 d 后循环逐步稳定，但血红蛋白仍呈下降趋势（10 ~ 15）g/（L·d），持续 3 d，每天需大量血液制品输注维持；入院第 7 天，临床观察阴道、呼吸道、消化道、皮肤均未见出血；但下腹部膨隆较入院时增大，膀胱压 29 mmHg，床旁超声见水，腹腔穿刺见暗红色不凝血，引流 600 mL 后引流液变为鲜红色；查引流液 Hb 70 g/L，PO$_2$ 50 mmHg，考虑腹腔内活动性动脉出血。立即行腹部+双下肢 CTA+CTV 检查示：腹膜外血肿（图 23-1A ~ C），左股动脉造影剂外泄（图 23-1C ~ D）。多学科联合会诊制定治疗方案：左侧股动脉多发破裂出血、腹盆腔巨大腹膜外血肿，拟先行"左股动脉远端及股浅静脉近端带膜支架置入术"，封堵出血血管后再行腹腔血肿清除术，以防腹膜外血肿清除张力降低后大出血。

右股动脉置管后行腹主动脉、双侧髂总、髂内动脉造影(图 23-2A)
见:左侧股动脉远端及股浅动脉近端多处破裂,造影剂外泄;遂行左
股动脉远端及股浅动脉近端支架置入术(图 23-2B),术后再次造
影无造影剂外泄。剖腹探查见子宫壁完整、膀胱完整无损害,腹膜
外见巨大血肿(15 cm×10 cm×8 cm),予以清除腹膜后血肿后观察
10 min 腹腔无活动性出血、关闭腹腔。术后血红蛋白逐步稳定;
1 周后复查 CT(图 23-2C)血肿已消失,病情好转出院。

　　案例 2:患者女,65 岁。慢性肾功能衰竭 CKD5 期、高钾血症,经右
颈内静脉临时置管行肾脏替代治疗。置管前 BP 164/83 mmHg,
HR 92 次/min,Hb 87 g/L。超声引导下右颈内静脉置管,穿刺过程顺
利。穿刺后 20 min 出现胸背部疼痛,心电图未见异常,胸片提示深
静脉置管位置异常(图 23-3A);胸部增强 CT(图 23-3B~D):见一
管样结构从右颈部穿入纵隔,末端位于后纵隔脊柱前方;纵隔内片
状高密度影,范围 4.6 cm×3.5 cm×2.6 cm;双侧胸腔积液;考虑右
颈内静脉置管移位到纵隔,导致纵隔血肿,予以缓慢拔出右颈内静
脉置管、按压止血,患者胸痛缓解;2 h 后突发呼吸困难、胸闷胸痛
加剧,伴血压升高 165/122 mmHg,$SpO_2$85%,立即经口气管插管、呼
吸机辅助通气、镇痛镇静,转入 ICU。查 Hb 65 g/L,超声提示左侧
胸腔积液,安置胸腔小导管引流出暗红色液体 430 mL,胸水查血红
蛋白 11 g/L;输注红细胞纠正贫血。右颈内静脉置管拔出 5 d 后复
查胸部增强 CT(图 23-4A、图 23-4B):颈后间隙至中上纵隔见团片
状稍高密度影,边缘不清,范围 3.7 cm×5.6 cm×14.7 cm,考虑纵隔
血肿较前增大;胸段气管受压狭窄,食管推压移位。启动多学科联
合会诊:全身麻醉下行开胸纵隔血肿清除术。术后 10 d 复查胸部
增强 CT(图 23-5A~C):颈后间隙至后纵隔见团片状高密度影,大
小 1.6 cm×1.3 cm,胸段气管未见明显受压。ICU 治疗 1 个月后纵
隔血肿减少、呼吸循环稳定,病情平稳后转入普通病房常规透析
治疗。

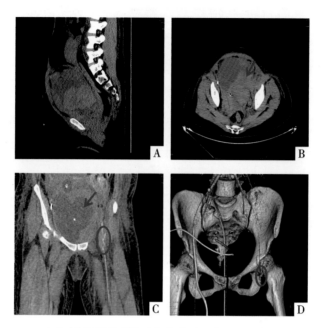

A、B.箭头所指可见巨大腹膜后血肿;C、D.增强 CT+
血管重建:圆形范围内可见左股动脉周围造影剂外泄。

图 23-1　腹部+双下肢 CTA+CTV 检查

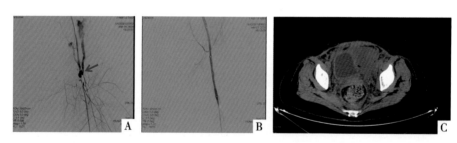

A.血管造影,箭头所指可见左侧股动脉远端及股浅动脉近端多处破裂造影剂外
泄。B.左股动脉远端及股浅动脉近端带膜支架植入后再次注射造影剂,无造影剂外
泄。C.血管介入治疗后1 周复查 CT 未再出现腹膜后血肿。

图 23-2　血管造影及腹部 CT

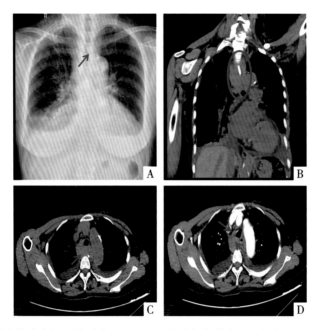

　　A.右颈内静脉穿刺导管移位;B～D.后纵隔脊柱前方(距离约0.2 cm)可见管状物,纵隔血肿形成。

图23-3　胸片及腹部增强 CT

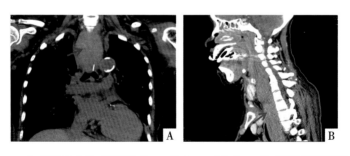

　　A.纵隔大血肿,范围3.7 cm×5.6 cm×14.7 cm;B.胸段气管受压狭窄,食管推压移位。

图23-4　颈胸部 CT

199

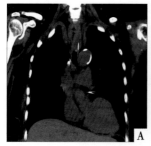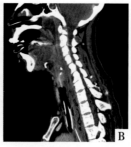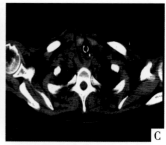

与图23-4相比纵隔血肿明显缩小、胸段气管无明显受压、食管归位。

图23-5　纵隔血肿清除术后10 d复查

二、讨论分析

1. 血管穿刺损伤原因:中心静脉穿刺置管术是危重患者复苏和血流动力学监测的重要静脉通路,每年有数百万的中心静脉导管放置。中心静脉穿刺继发血管损伤的报道屡见不鲜。导管相关的血管损伤可能是因为颈内静脉穿刺过程中进针太深而导致。案例2中较粗硬的血滤管在穿刺置管过程中,力度掌握不准穿透颈内静脉进入纵隔,导致纵隔血肿;股动脉穿刺位置过高导致髂动脉破裂、腹膜后血肿;穿刺次数大于 1 次,穿刺过程损伤动脉形成血肿的概率明显提高[2]。案例 1 中因患者肥胖、水肿合并严重休克,定位困难,且多人反复多次穿刺,导致股动脉、髂动脉损伤出血。

2. 血管穿刺损伤并发症及处理:当患者在经大血管穿刺后出现突发胸闷、胸痛、心慌、循环不稳定、血红蛋白进行性下降、局部血肿、寒战高热时,需高度警惕上述并发症的可能。穿刺置管后,需要先行胸片、超声定位确认导管位置。案例2中当颈内导管误穿刺进入纵隔,已经出现纵隔血肿情况下,不可贸然拔除导管,可完善CTA、DSA 等检查确定血管损伤情况,多学科联合会诊制定最佳治疗方案,降低纵隔内出血、血胸,甚至猝死风险。案例 1 中,血管穿刺后出现血红蛋白进行性下降,不能用其他原因解释时应考虑血管损伤可能。针对动脉血管损伤可采用介入封堵治疗,血肿巨大有压迫症状者可行血肿清除术。当在动脉损伤合并巨大血肿时,建议先封堵动脉破口再行血肿清除术,避免血肿清除后张力降低导致大出血。

3. 提高穿刺成功率的方法:超声定位可以明显降低穿刺置管导致的并发症[2-4]。血管可能发生解剖变异,仅根据解剖定位穿刺失败率较高。危重症、休克情况下会增加穿刺难度。为提高穿刺成功率,目前常用的辅助定位方式有:①X射线透视下指引穿刺,但增加医护人员、患者射线暴露风险,比较适合于介入手术中使用。②超声引导下血管穿刺,临床简便易行、经济节约,是最常用的方式。通过超声定位穿刺血管、明确血管走向、管腔内径,以及是否合并局部斑块、血栓形成。穿刺全过程均应在超声引导下进行。案例1中定位困难,多次穿刺寻找股动脉,若有超声辅助定位,可避免穿刺损伤;案例2中,虽为超声引导穿刺,但仅定位穿刺点,穿刺针进入血管后未继续超声引导,穿刺后未确认导管位置,致血管损伤延迟发现。除辅助定位手段外,选择合适的穿刺部位、熟悉穿刺部位的解剖结构、操作者的熟练度也是穿刺成功的关键[5],遇到困难穿刺时避免反复试穿,以免造成血管损伤。

三、案例总结

在微创化时代的救治体系中,将面临更多的血管内有创性操作。经超声、放射等辅助手段已明显提高了穿刺准确性与成功率,并减少了穿刺并发症。但在条件限制、紧急情况下,仍会有大量的常规穿刺。在困难穿刺置管过程中尽量避免反复多人穿刺,在动脉损伤致巨大血肿时宜先封堵动脉破口,再行血肿清除,防止先清血肿张力降低导致大出血。

四、参考文献

[1] BORJA A R, MASRI Z, SHRUCK L, et al. Unusual and lethal complications of infraclavicular subclavian vein catheterization[J]. Int Surg,1972,57(1):42-45.

[2] 邹志瑶,李立环,姚允泰. 颈内静脉穿刺置管致 Horner 综合征的病例分析及文献回顾[J]. 中国循环杂志,2018,33(S1):82-83.

[3] 何永春,蒋华,张萍,等. 颈内静脉穿刺置管时导丝嵌顿右心房的紧急处理[J]. 中华肾脏病杂志,2020,36(6):424-428.

[4] 苏宁,王程琳,石明超,等. 颈内静脉穿刺并发动脉瘘的处理及分析1 例[J]. 介入放射学杂志,2020,29(7):672-673.

[5] 许靖熠,陈剑伟,黄建强,等. 颈内静脉穿刺置管术导致罕见并发症2 例分析[J]. 血管与腔内血管外科杂志,2017,3(5):1015-1017.

案例来源：陆军特色医学中心重症医学科，何炳灵，王震，Email：276836854@qq.com

附：血管穿刺教学指导手册

【教学目标与适用对象】

适用人群：急诊医学专业研究生、临床医学本科生。

掌握：血管穿刺的适应证、禁忌证及常见并发症的处理。

熟悉：大血管的解剖结构及变异情况。

【教学内容】

1. 大血管穿刺置管的适应证、禁忌证。

2. 血管穿刺常见并发症的临床表现及处理原则。

【课堂计划】

教学方法:情景模拟教学,预计时间 40 min。

学员提前预习:中心静脉穿刺术的相关知识[参考教材《急诊医学》(第 2 版),于学忠、陆一鸣主编]。

1.案例导课,介绍案例基本情况,引出问题一:该患者是否有大血管穿刺的适应证及禁忌证? 引导学生进行讨论(分组讨论 5 ~ 10 min)。

思路:两个案例患者病情均危重,需要大血管内穿刺置管进行相应的治疗,有适应证。结合大血管穿刺置管禁忌证进行逐一排查,排查穿刺的绝对禁忌证。

2.患者发生病情变化后,引出第二个问题:如何明确是否血管穿刺相关损伤(分组讨论 5 ~ 10 min)?

思路:当患者出现血红蛋白进行性下降,用原发病不能解释时,需要警惕血管内穿刺导致的出血可能。

思路:明确血管穿刺损伤增强 CT 做为首选推荐,必要时血管造影明确损伤部位、是否可介入手术行血管内封堵。

3.引出第三个问题:如何避免血管内穿刺性损伤?

思路:术前检查及术前评估要充分(利用床旁超声定位穿刺血管,判断血管与周围组织的解剖结构关系),操作者要熟悉穿刺血管的解剖结构,操作时动作轻柔,避免多次穿刺,可利用超声引导进行穿刺,提高穿刺成功率。

【临床思考】

1.大血管穿刺置管常见的并发症有哪些?

2.发生血管内穿刺性损伤时,处理原则及方案是什么?

Metacarpal tuberculosis with Nocardia infection: A case report

Abstract

Introduction: Isolated metacarpal tuberculosis is rare in orthopedic surgery. In the case of poor efficacy of traditional treatment methods, such as debridement surgery and anti-tuberculosis treatment, it is necessary to consider whether there is a special type of infection. We describe a case of metacarpal tuberculosis with Nocardia infection in a patient.

Patient data: A 65-year-old male patient who suffered from pain and dysfunction lasted for 6 years.

Diagnosis: Confirmation of the diagnosis was finally achieved by isolation of M tuberculosis and Nocardia actinomycetes from.

Interventions: The patient underwent debridement surgery and Masquelet technique. Oral antibiotics were used after surgery.

Outcomes: Bone graft surgery was performed 6 weeks after the first surgery. We followed up on bone healing at 1 and 3 months postoperatively.

Conclusions: Tissue-specific necrosis usually occurs in particular types of infections such as tuberculosis, which limits the spread of antibiotics. Masquelet technique seems to bring new options to solve this problem. The performance of Nocardia infection is similar to that of tuberculosis infection, so it is difficult to identify clinically. Therefore, for cases suspected with tuberculosis, antituberculosis treatment is ineffective, the possibility of Nocardia infection needs to be considered.

Key words：Bone tuberculosis；Masquelet technique；Nocardia

1. Introduction

Tuberculosis infections that occur in the bone account for about 10% of the body[1-2]. The spine is the most common site of involvement, accounting for about 3% of bone tuberculosis[3]. Bone tuberculosis involving the metacarpal is rare. Mixed infections of other pathogens are often combined with tuberculosis infection. As far as we know, this is the first report of bone tuberculosis combined with *Nocardia* infection.

2. Discussion

A 65-year-old male patient has no history of the application of hormones or immunosuppressive agents. Two years ago, he underwent debridement surgery in other hospitals and treated with oral antibiotics for 7 weeks. He denied recent symptoms of fever, trauma or physical discomfort. The patient's vital signs werenormal at admission. Laboratory examinations and imaging studies were performed after admission. Among them：white blood cell 4.92×10^9/L, Lymphocyte% 17.7%, Monocyte% 10.3%, Neutrophil% 71.3%, C-reactive protein-3 48.3 mg/L, erythrocyte sedimentation rate 26 mm/h. X-ray images indicate bone destruction and reactive hyperplasia. There was no obvious abnormality in the chest X-ray image (Figure 24-1).

We injected methylene blue from the wound to mark the boundaries of necrotic tissue. Combined with the medical history, intraoperative performance and radiological evidence, we suspect that it is a tuberculosis infection. Surgery consists primarily of removing necrotic tissue and bone cement loaded with antibiotics to fill the lesion. Streptomycin was used in operation, and the ratio of antibiotic to bone cement was 1 : 6[4]. Gypsum external fixation brake was given after the operation (Figure 24-2). The patient started oral anti-tuberculosis drugs after surgery, including rifampicin (0. 5 g/d), isoniazid (0. 3 g/d), and ethambutol (1. 2 g/d). Improved Roche's (L-J) culture method showed M tuberculosis. Pathological examination showed that fibroplasia and inflammatory granulation tissue were formed in the bone tissue, and microabscess formation was observed locally. Wound healing was found to be less than satisfactory during follow-up. Sulfamethoxazole (1. 2 g/d) was added to the treatment regimen because of the bacteriological detection of Nocardia. The colony morphology under the microscope is Gram-positive, branched, and the hyphae can be entangled into a mass to form particles similar to actinomycetes, and the acid-fast staining is weakly positive. (Figure 24-3) The result of mass spectrometry identification was Nocardia Yamanashi. Bone graft surgery was performed 6 weeks after the first surgery. At 1 month of follow-up, the patient had no clinical symptoms and the wound healed well (Figure 24-4). Sulfonamide treatment lasted for 6 months[5]. Liver and kidney function were dynamically reviewed during follow-up to adjust the drug dose. X-ray examination was performed 1 month and 3 months after the bone graft operation, and the bone gap was gradually blurred (Figure 24-5).

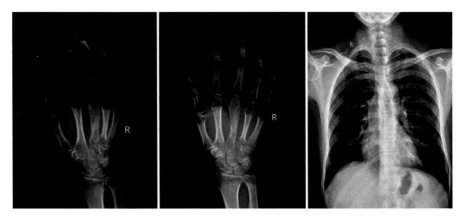

Figure 24-1　X-ray image before surgery

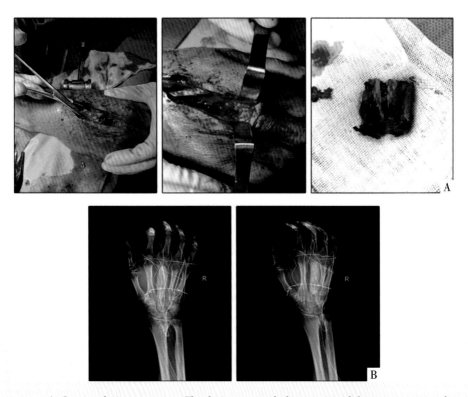

A. Images during operation. The lesions around the metacarpal bones are wrapped with cheese-like tissue, combined with severe bone destruction；B. X-ray image after surgery.

Figure 24-2　The first stage operation of Masquelet technique

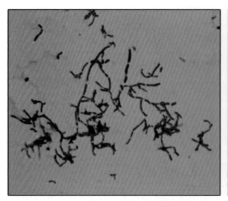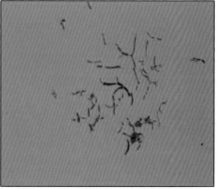

Figure 24 – 3   Gram-stained image and acid-resistant stained image (weakly positive)

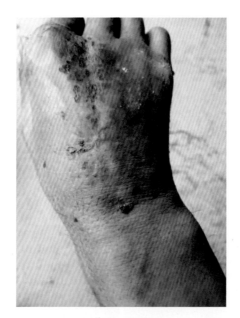

Figure 24 – 4   Image of the patient after 1 month of follow-up. The wound on the hand has been healed

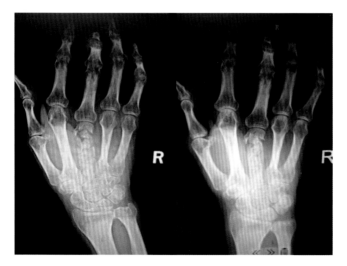

Figure 24 – 5 X-ray image during follow-up. left (1 month) , right(3 month)

3. Case Presentation

Tuberculosis infection remains a significant regional public health problem in the world. Atypical clinical manifestations and disease progression often make tuberculosis infection difficult to diagnose accurately. Although the spine is a common site of bone tuberculosis, tuberculosis infection may occur in all bones and joints[6]. Therefore, the diagnosis of bone tuberculosis is often difficult and has a high rate of misdiagnosis. Improved Roche's (L-J) culture method is still the gold standard for the clinical diagnosis of tuberculosis. The diagnosis and treatment of mixed infections is a huge clinical challenge. HIV infects other cells, including macrophages, dendritic cells, neutrophils, and T cell interactions, which may affect susceptibility to tuberculosis infection, disease progression and severity[7]. In addition, the occurrence of intracellular bacterial infection such as Salmonella, Listeria or

Chlamydia is closely related to the host response caused by Mycobacterium tuberculosis[8]. The development of new testing techniques has also provided new options for the diagnosis of tuberculosis infection, such as mycobacterial-gene sequencing[9].

Surgery and medicine are indispensable for the treatment of bone tuberculosis. Clinically available anti-tuberculosis drugs include isoniazid, rifampicin, ethambutol, streptomycin, and so on. The development of new anti-tuberculosis drugs is difficult. Bedaquiline is a new drug recently approved by the US FDA for tuberculosis treatment, and its efficacy depends on a wider range of applications to evaluate[10]. In addition to surgery and the application of anti-tuberculosis drugs, the treatment of bone defects is also a challenge. In 2000, Masquelet et al used polymethylmethacrylate bone cement to induce the formation of periosteal-like structure in the defect, and then filled the area with autologous cancellous bone graft, and achieved satisfactory results[11]. It is currently used in the repair of bone tumors and chronic osteomyelitis. In recent years, many scholars have gradually realized the superiority of this technology, and have carried out a lot of useful explorations on the bone grafting methods and fracture fixation methods in operation, which promoted the development of this technology[12]. We performed Masquelet technique in this particular type of infection treatment. The part of the clinical research is ongoing.

Tuberculosis infection occurs mostly in people with low immunity. Such infections are often not caused by a single pathogen[7]. Nocardia is also an opportunistic pathogen that causes disseminated infections in the lungs and skin[13]. In recent years, with the widespread use of immunosuppressants and antibiotics, the incidence of Nocardia infection is on the rise[14]. Studies have reported that the mortality rate of Nocardia lung infection in immunosuppressed people is 40%[15]. The patient we reported lacked diagnostic evidence for Nocardia infection in the lungs. Report of primary Nocardia infection in bone tissue is also rare. The main pathological manifestation of Nocardia infection is suppurative inflammation with abscess formation. The symptoms of lung infection are not specific, including fever, cough, sputum. Nocardia infection in skin soft tissue mainly manifested as subcutaneous abscess, nodules, ulceration, and sinus formation. The effectiveness of sulfa drugs for Nocardia infection was confirmed[16]. Besides, tetracyclines, streptomycin, and amikacin have also been reported to be effective against Nocardia infection[17]. Long-term treatment is a routine choice, but the duration of medication is uncertain[18]. To treat a particular type of infection, a more extended period of medication is often chosen, accompanied by an increase in the incidence of drugresistant bacteria and adverse drug reactions. Tissue-specific necrosis usually occurs in particular types of infections such as tuberculosis, which limits the spread of antibiotics. Masquelet technique seems to bring new options to solve this problem. The performance of Nocardia infection is similar to that of tuberculosis infection, so it is difficult to identify clinically. Therefore, for cases where tuberculosis is suspected, and antituberculosis treatment is ineffective, the possibility of Nocardia infection needs to be considered.

In summary, the diagnosis and treatment of bone infections caused by specific types of pathogens require more attention. The exploration of new treatment methods is of great significance for shortening the use of antibiotics and improving the efficacy.

4. References

[1]TANG R,YANG J,LIU H,et al. Metacarpal tuberculosis with

Nocardia infection:a case report[J]. Medicine(Baltimore),2020,99 (11):e18804.

[2]PHILIPPE G,KATHERINE F,MARIO C R. Global epidemiology of tuberculosis[J]. Semin Respir Crit Care Med,2018,39(3): 271-285.

[3]EVANCHICK CC,DAVIS D E,HARRINGTON T M. Tuberculosis of peripheral joints:an often missed diagnosis[J]. J Rheumatol,1986,13 (1):187-191.

[4]MASRI B A,DUNCAN C P,JEWESSON P,et al. Streptomycin-loaded bone cement in the treatment of tuberculous osteomyelitis: an adjunct toconventional therapy[J]. Can J Surg,1995,38(1):64 - 68.

[5]PADRONES SÁNCHEZ S,ASO GONZDLEZ S,CÓRDOBAIZQU IERDO A,et al. Linezolid as treatment of Nocardia asteroides infection[J]. Med Clin(Bare),2010,134(6):282-283.

[6]BRODERICK C,HOPKINS S,MACK D J F,et al. Delays in the diagnosis and treatment of bone and joint tuberculosis in the United Kingdom[J]. Bone Joint J,2018,100(1):119-124.

[7]WHITTAKER E,LÓPEZ-VARELA E,BRODERICK C,et al. Examining the complex relationship between Tuberculosis and other infectious Diseases in Children:a review[J]. Front pediatr,2019,7:233.

[8]TRAUNER M,GRASMUG E,STAUBER RE,et al. Recurrent Salmonella enteritidis sepsis and hepatic tuberculosis [J]. Gut, 1995,37:136-139.

[9]MUSTAFA A S. Mycobacterial gene cloning and expression,comparative genomics,bioinformatics and proteomics in relation to the development of new vaccines and diagnostic reagent[J]. Med Princ Pract, 2005,14(suppl 1):27-34.

[10]BMJ India correspondent. Two TB survivors challenge Janssen's new bedaquiline patent in India[J]. BMJ,2019,364:1663.

[11]MASQUELET A C. Muscle reconstruction in reconstructive surgery:soft tissue repair and long bone reconstruction[J]. Langenbecks Arch Surg,2003,388(5):344-346.

[12]AHO OLLI-MATTI,PETRI L,JUKKA R,et al. The mechanism of action of induced membranes in bone repair[J]. J Bone Joint Surg Am,2013,95(7):597-604.

[13]SHREYA S,YOGITA V,POOJA P,et al. Granulomatous hepatitis by Nocardia species-An unusual case[J]. Int J Infect Dis, 2019,81:97-99.

[14]HAUSSAIRE D,FOURNIER P E,DJIGUIBA K,et al. Nocardiosis in the south of Franceovera10-yearsperiod,2004-2014[J]. Int J Infect Dis,2017,57:13-20.

[15]RAQUEL M T,ROSARIO M V,SOLEDAD R C,et al. Pulmonary nocardiosis:risk factors and outcomes[J]. Respirology, 2007,12(3):394-400.

[16]BROWN-ELLIOTT B A,BIEHLE J,CONVILLE P S,et al. Sulfonamideresistanceinisolates of Nocardiaspp froma US multicenter survey[J]. J Clin Microbiol,2012,50:670-672.

[17]KHAN B A,DUNCAN M,REYNOLDS J,et al. Nocardia infection in lung transplant recipients[J]. Clin Transplant,2008,22(5): 562-566.

[18]VANEGAS S,FRANCO-CENDEJAS R,CICERO A,et al. Nocardia brasiliensis-associated femorotibial osteomyelitis[J]. Int J Infect Dis,2014,20:63-65.

Case 25

Gangrene in the right lower extremity: A case report

Abstract

Background: Gas gangrene is usually manifested as myonecrosis and subcutaneous gas accumulation, but rarely manifested as arterial occlusion or pneumatosis in the right ventricle and the pulmonary artery.

Case presentation: We report a case of gas gangrene caused by Clostridium septicum. The patient developed gas gangrene after being pecked by a chicken but turned for the better following antibiotic treatment and debriment. Imaging test revealed a rare occlusion of the right femoral artery and pneumatosis in the right ventricle and the main pulmonary artery.

Conclusions: In the presence of gas gangrene, special care must be taken to prevent against the formation of circulatory air embolism. The gas gangrene induced gangrene in the limb of this patient might be attributed to the combined action of infection and arterial occlusion. MDT(Multidisciplinary team)-Green Channel mode is conductive to treatment success of gas gangrene.

Key words: Clostridium septicum; Gas gangrene; Air embolism; Artery occlusion; Case report

1. Background

Gas gangrene is an acute, fatal and specific infection with rapid progression and poor prognosis. With low mortality rate but high disability rate, its mortality rate is as high as 20% –40% [1-2]. Gas gangrene is a highly lethal infection of soft tissue characterized by myonecrosis and subcutaneous pneumatosis[3]. In rare cases, it may cause gangrenous infection of internal organs such as liver[4], spleen[5-6], and bladder[7]. Here, we report the rare case of Clostridium septicum-induced gas gangrene in the right lower limb complicating pneumatosis in the right ventricle and the pulmonary artery and occlusion of the right femoral artery.

2. Dicussion

An 85-year-old male farmer presented a minor oozing wound after being pecked by a chicken on his right heel while raising poultry 2 days before admission. The wound was disinfected with alcohol. 8 h later, the patient visited the community hospital again due to the aggravation of wound pain. It was noted from the medical record of community hospital that the wound was small without redness and swelling and the patient was treated with wound disinfection, tetanus immunoglobulin injection and oral cephalosporin. The next day, the patient was referred to the district hospital for emergency treatment due to the progressive aggravation of wound pain in the right lower limb. No obvious abnormality was noted in his wound and right lower limb at that time. In the district hospital, the patient was diagnosed as mild wound infection, which was treated with intravenous cephalosporin for infection control and morphine for pain relief. However, the pain was intensified and began spreading throughout the body gradually. The swelling at the chickenpecking site remained stable. The patient became anxious and irritated due to pain aggravation. Three hours prior to his admission, he presented with drowsiness, increased heart rate and scattered small blisters on his right lower limb.

After arrival at our hospital, he was transferred to emergency department immediately. On physical examination, the patient was extremely weak and exhausted with a body temperature of 38.4 ℃, heart rate of 120 beats/min, blood pressure of 151/90 mmHg, and respiration rate of 25 beats/min. He presented with extensive subcutaneous crepitus on right torso, cyanosis in multiple sites of skin, scattered blood blisters, scattered exfoliative dermatitis, a serosanguinous drainage with foul-smelling odor, swelling in the right lower limb, paleness and coldness in right foot, non-pulsation in dorsalis pedis, and 2.0 cm× 2.5 cm blood blisters in the right heel. Gram-positive bulky bacilli were identified from the smear of the subcutaneous interstitial fluid in the right lower limb (Figure 25-1A). Fusobacterium infection was suspected to be responsible for gas gangrene so that clindamycin was administered empirically. Emergent whole-body computerized tomography (CT) and CT angiography (CTA) revealed multiple pneumatosis in the right side of body (Figure 25-1B、C), the right ventricle and the pulmonary artery (Figure 25 - 1D、E) and occlusion in right femoral artery (Figure 25-1F). One hour later, the patient was sent to the operating room forsurgical debridement of the right chest wall, right lower limb and perineum. Intraoperatively, the patient developed septic shock.

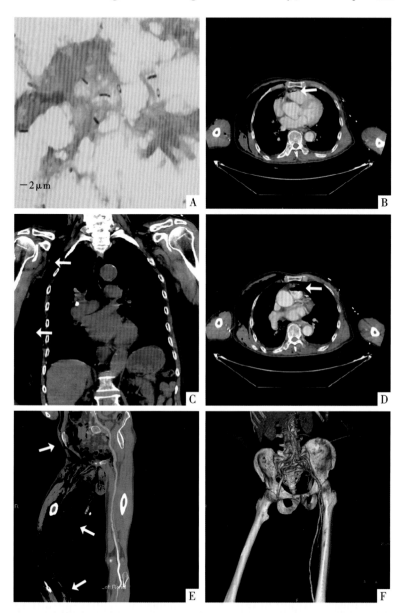

A. Gram-positive bacilli on bacterial smear; B. Pneumatosis in the right side of the neck, chest wall, upper abdomen (shown by the white arrow); C. Pneumatosis in the right lower abdomen and lower extremities (shown by the white arrow); D. Pneumatosis in the right ventricle (shown by the white arrow); E. Pneumatosis in the pulmonary artery (shown by the white arrow); F. CTA reconstruction shows occlusion of the right femoral artery. CT computerized tomography, CTA computerized tomography angiography.

Figure 25-1　Bacterial smear and CT images

Postoperatively, the patient was transferred to the intensive care unit (ICU) and maintained on ventilator and treated with analgesics, sedatives, and continuous renal replacement therapy (CRRT). Clindamycin and meropenem were administered in combination prophylactically to prevent against mixed infection. The patient showed gradual stability in organ function and improvement in microcirculation perfusion after treatment (Table 25-1). The vasoactive drug was discontinued 24 h after surgery. VITEK® MS system was applied for rapid bacterial identification and the identification results showed that Clostridium septicum was positive in the exudates but negative in blood. Given the extensive myonecrosis in the right lower limb and the total occlusion of the right femoral artery, secondary amputation surgery was planned for this patient. Regrettably, a decision to withdraw from aggressive treatment was made by the family members because they thought that the "incomplete" body following limb amputation is against their local customs and tradition. The patient died the next day after discharge.

Table 25-1　Blood tests during the course of the disease

Item	Day 1 (district hospital)	Day 2 (emergency department)	Day 2 (ICU)	Day 3 (ICU)
RBC($\times 10^{12}$/L,4.3~5.8)		3.56	2.56	2.28
Hb(g/L,130~175)		114	82	73
Platelets($\times 10^9$/L,94~268)		78	35	19
WBC($\times 10^9$/L,3.5~9.5)	5.75	7.40	4.36	3.44
Neutrophils($\times 10^9$/L,1.8~6.3)	5.02	2.40	3.48	2.79
Lymphocyte($\times 10^9$/L,0.8~4.0)		0.25	0.51	0.36

Continued Table 25−1

Item	Day 1 (district hospital)	Day 2 (emergency department)	Day 2 (ICU)	Day 3 (ICU)
Procalcitonin(ng/mL,< 0.25)		>100	>100	>100
CRP(mL/L,0~8)	149	163	154	196
IL−6(pg/mL,< 3.4)	>5,000	>5,000	>5,000	>5,000
PT(s,9.4~13.8)		13.8	14.5	14.9
Fibrinogen(g/L,2~4)		3.40	3.67	3.02
D−dimer(ug/L,0~232)		10,931	8,191	1,252
R(min,5~10)			8.7	12
K(min,1~3)			2.8	2.3
MA(mm,50~70)			56.2	58.3
CI(−3~3)			−3.5	−5
LY30(%,0~8)			0	0.3
Total bilirubin(mg/dL,0.1~1.4)		31.9	16.4	30.3
Direct bilirubin(mg/dL,0~0.5)		14.4	7.9	17.7
Indirect bilirubin(mg/dL,0~0.97)		17.5	8.5	12.6
Creatinine(μmol/L,57~111)		205	120	83
Myohemoglobin(ug/L,25~72)		>3,000	>3,000	>3,000
Creatine kinase(U/L,38~174)			19,183	9,220
BNP(pg/mL,< 100)		2,907	3,041	2,568
Glucose(mmol/L)			9.8	8.9
pH,arterial		7.31	7.29	7.45
PO_2/FiO_2		312	306	331
Lactate(mmol/L,< 2 mmol/L)		3.1	4.9	3.8

Note：ICU intensive care unit, RBC red blood cell, Hb hemoglobin, WBC white blood cell, PT prothrombin time, CRP c-reactive protein, R coagulation response time, K the time required from the end point of R to reach the mark range of 20 mm, MA maximum amplitude, CI comprehensive clotting index, LY30 the rate at which the clotamplitude decreased within 30 min after the MA value was determined was measured, BNP brain natriuretic peptide.

3. Case presentation

Gas gangrene, or clostridial myonecrosis, is a severe acute specific anaerobic bacterial infection caused by Clostridium perfringens[2,5]. Clostridium infection may be secondary to a major trauma or occur either in the presence or absence of mucocutaneous damage[6,8]. In this patient, severe pain was a warning sign of a serious infection. CT or MRI can usually reveal the presence of gas accumulation at the site of infection [9]. Imaging test of this case showed signs of pneumatosis in the right ventricle and the main pulmonary artery and occlusion of the right femoral artery. To our knowledge, this is the first report of gas gangrene case with these radiographic signs.

4. Inconformity between pain and trauma degree

Gas gangrene is likely to be misdiagnosed due to the unremarkable early wound reaction[10]. This rare gas gangrene case started with local pain and minor skin lesion in the absence of remarkable early redness and swelling. In his first two visits of hospital, diagnosis of gas gangrene was not confirmed, however, the infection rapidly spread along his right side of body within 48 h accompanied by shock and multiple organ dysfunction syndrome(MODS), indicating that severe gas gangrene may also arise from minor trauma. Therefore, special medical care must be taken to prevent against gas gangrene if the post-traumatic sharp pain is inconsistent with the wound surface reaction.

5. Imaging findings: Circulatory pneumatosis and arterial occlusion

The exact origin of pneumatosis in right ventricle and the main pulmonary artery remains unknown. At the time of CT examination, the patient had only one indwelling needle in the peripheral vein, and the iatrogenic procedureinduced intravenous pneumatosis was less likely to occur. The negativity of bacteria in blood culture excluded the possibility of gas production by circulating bacteria. The gas might come from extravascular tissue. Infection with Clostridium septicum or other gas-producing bacteria may lead to tissue decomposition and overproduction of gas. Moreover, the vascular endothelial cell damage following infection may lead to increase in vascular permeability [11]. Due to the relatively low pressure in the venous system, gas is likely to enter into the right heart and accumulate there. When the patient assumes a supine position, the right ventricle and the main pulmonary aorta were in a relatively high position, allowing gas accumulation there. The gas entry into the pulmonary artery may lead to pulmonary artery embolism. The patient with gas gangrene is susceptible to gas embolism, and the extensive embolization may lead to sudden death [12]. However, debridement and reduction of tissue pressure may contribute to a lower risk of gas embolism. The underlying mechanism of right femoral artery occlusion remains unclear as well. The patient denied discomfort in his right lower limb prior to onset of symptoms. CTA revealed a maximum arterial stenosis of 30% in the lower limb and multiple artery plaques. Evidently, the occlusion of the right femoral artery was caused by infection. The possible mechanisms of right femoral artery occlusion include the following: ① Acute compartment syndrome: extensive myonecrosis and gas accumulation in subcutaneous soft tissue on the right side of the body resulted in acute compartment syndrome in the right lower limb. ②Thrombosis: thrombus formation may be trigged by pathogenic bacteria and inflammatory mediators in the presence of sepsis through multiple pathways like up-regulation of procoagulant pathway, down-regulation of physiological anticoagulant production, and inhibition of fibrin decomposition[7]. During the course of disease, blood clotting was monitored closely, with d-dimer showing a significant increase, suggesting a high possibility of thrombosis. ③Sepsis-induced impairment of vascular tone [13]. ④Vascular diseases (e. g. multiple atherosclerosis). Gas gangrene-induced limb gangrene might be caused by the combined action of infection and vascular occlusion. In this case, the right femoral artery occlusion aggravated the gangrene of the right lower limb, justifying the need for a secondary amputation surgery. The artery occlusion may be a self-protective response of the body to prevent the infection from spreading throughout the body. The underlying mechanisms for artery occlusion remain explored further.

6. Reflections on the treatment of gas gangrene

Gas gangrene progresses rapidly, however, timely treatment is the key for an improved prognosis[14]. Once gas gangrene infection is suspected, MDT-Green Channel mode should be initiated for achieving rapid diagnosis and treatment plan through the collaboration of multidisplinary personnel [15-16]. In our report, this patient turned for the better in overall condition due to the application of the MDT-green channel mode.

Some problems in the treatment of this patient warrant further discussion. First, how can an early diagnosis of gas gangrene be achieved prior to the presence of characteristic symptoms? The presence of severe pain in minor wound may be an important indicator. Early bacterial identification of the wound exudate by smear or by more rapid and sensitive gene-sequencing techniques may contribute to early confirmed diagnosis[17]. Second, regarding treatment of circulatory pneumatosis, given the patient's stability in respiration and circulation after treatment, preventative measures aiming at circulatory pneumatosis including cardiac puncture to withdraw air was not performed. However, it is too late if cardiac puncture performed after presence of pulmonary embolism. Hence, the timing of intervention remains to be further explored. Third, due to the severe myonecrosis, vascular intervention aiming at clarifying the cause of vascular occlusion and achieving recanalization was not attempted. In patients with confined myonecrosis, infection control, and stable circulation, interventional recanalization efforts may help reduce the risk of undergoing amputation surgery. Fourth, in this case, the lymphocyte count showed a significant reduction, excluding the possibility of presence of immunodeficiency diseases. Evidently, this is sepsis-induced immunosuppression[18]. The timing of immunoregulation administration remains to be explored further in future study.

7. References

[1] JING H, LI L, JIANG D. Clostridium septicum-induced gangrene in the right lower extremity complicating pneumatosis in the right ventricle and the pulmonary artery and occlusion of right femoral artery: a case report[J]. BMC Infect Dis, 2021, 21:957.

[2] MOFFARAH A S, AL MOHAJER M, HURWITZ B L, et al. Skin and soft tissue infections. Microbiol Spectr [J]. Microbiol

Spectr,2016,4(4).

[3]AWAD M M,ROOD J I. Perfringolysin O expression in Clostridium perfringens is independent of the upstream pfoR gene[J]. J Bacteriol,2002,184(7):2034-2038.

[4]MADSEN M B,SKREDE S,PERNER A,et al. Patient's characteristics and outcomes in necrotising soft-tissue infections:results from a Scandinavian,multicentre,prospective cohort study[J]. Intensive Care Med,2019,45(9):1241-1251.

[5]WATANABE N,KOBAYASHI K,HASHIKITA G,et al. Hepatic gas gangrene caused by Clostridium novyi [J]. Anaerobe, 2019,57:90-92.

[6]DUMAS G,TANKOVIC J,BIGÉ N,et al. Clostridium perfringens related spleen gangrene[J]. Intensive Care Med,2017,43(11): 1730-1731.

[7]MEYER J,DUPUIS A,HUTTNER B D,et al. Gangrenous gas necrosis of the spleen:a case report[J]. BMC Infect Dis,2019,19(1): 777.

[8]LAZARESCU C,KIMMOUN A,BLATT A,et al. Clostridium perfringens gangrenous cystitis with septic shock and bone marrow necrosis[J]. Intensive Care Med,2012,38(11):1906-1907.

[9] LEE H L, CHO S Y, LEE D G, et al. A fatal spontaneous gas gangrene due to Clostridium perfringens during neutropenia of allogeneic stem cell transplantation:case report and literature review[J]. Infect Chemother,2014,46:199-203.

[10]TEVENS D L,BRYANT A E. Necrotizing soft-tissue infections[J]. N Engl J Med,2017,377(23):2253-2265.

[11]ZAREBA K P,DAWIDZIUK T,ZINCZUK J,et al. Gas gangrene as a surgical emergency—own experience [J]. Pol Przegl

Chir,2019,91(6):1-5.

[12]KRÜGER-GENGE A,BLOCKI A,FRANKE R P,et al. Vascular endothelial cell biology:an update[J]. Int J Mol Sci,2019,20 (18):4411.

[13]MALIK N,CLAUS P L,ILLMAN J E,et al. Air embolism:diagnosis and management[J]. Future Cardiol,2017,13(4):365-378.

[14]HAMZAOUI O,SCHEEREN T W L,TEBOUL J L. Norepinephrine in septic shock:when and how much? [J]. Curr Opin Crit Care,2017,23(4):342-347.

[15] BURNHAM J P, KIRBY J P, KOLLEF M H. Diagnosis and management of skin and soft tissue infections in the intensive care unit:a review[J]. Intensive Care Med,2016,42(12):1899-1911.

[16]WINTERS D A,SOUKUP T,SEVDALIS N,et al. The cancer multidisciplinary team meeting:in need of change? History,challenges and future perspectives[J]. B J U Int. 2021,128(3):271-279.

[17]ZHANG H,ZHANG B,CHEN J. The application of the emergency green channel integrated management strategy in intravenous thrombolytic therapy for AIS[J]. Am J Transl Res,2021,13(6):7132-7139.

[18]LI C,YAN X,LILLEHOJ H S. Complete genome sequences of Clostridium perfringens Dell strain isolated from chickens affected by necrotic enteritis[J]. Gut Pathog,2017,9:69.

Case 26

Recurrent epistaxis in a young patient: A case report

Abstract

Epistaxis is a common emergency, and its main causes are hypertensive crisis and trauma. Nasal packing is the primary treatment. After active symptomatic treatment, the symptoms of epistaxis effectively can be controlled. In this case report, the patient was treated with epistaxis many times in the outpatient department[1]. After nasal examination, there was a clear bleeding point, and it was treated with gauze packing or silver nitrate cauterization. The symptoms of epistaxis gradually got worse and was accompanied with fever and progressive anemia. After blood culture and color Doppler ultrasound examination, it was confirmed that it was endocarditis caused by defective hypoxic bacterial infection. After active antibacterial and surgical treatment, the symptoms of epistaxis, fever and anemia were relieved.

1. Introduction

Infective endocarditis is caused by bacteria and other microorganisms infecting the endocardium, especially the heart valve. Its characteristic lesion is the formation of vegetation, which often occurs in the heart valves, congenital cardiovascular malfor-mation or after artificial valve replacement[2]. Fever and anemia are common clinical manifestations. Atypical infective endocarditis often is covered by the clinical symptoms of complicated diseases. Mild cases only show bleeding from the nose, while severe cases can lead to hemorrhagic shock[3]. The causes also can include local and systemic factors. In this case, the etiology of recurrent epistaxis is caused by two factors. After the control of infective endocarditis, the epistaxis was cured dramatically.

2. Discussion

A 21-year-old male patient had the habit of blowing his nose, digging at it, and staying up late; he had no clear history of congenital heart disease. In May 2020, he suffered from a moderate amount of epistaxis after nasal excavation, which was relieved after treatment in the clinic near his home (spe-cific drugs are unknown) and self tamponade (toilet paper). After three times of intermittent epistaxis, the patient was relieved after self tamponade, and no rhinoscopy was performed. On September 30, he felt sore limbs, his body temperature was 38 ℃, and blood routine examination in other hospitals showed that WBC was 7.67×10^9/L, RBC was 3.56×10^{12}/L, Hb was 98 g/L, MCV was 85.5 fl, MCH was 27.4 pg, MCHC was 321 g/L, PLT was 148×10^9/L. After symptomatic treatment, he left the hospital. One week later, his epistaxis reoccurred. Nasal endoscopy showed active bleeding points in the right and left nasal septum. The blood routine examination showed that WBC was 12.79×10^9/L, RBC was 3.56×10^{12}/L, Hb was 96 g/L, MCV was 82.9 fl, MCH was 27.1 pg, MCHC was 327 g/L, PLT was 223×10^9/L. After the examination, Azithromycin tablets 0.5 g was given orally 1 tablet per day(course of 5 days) and furosemide nasal drops.

On October 16, epistaxis with high fever reoccurred again. The body temperature was $38 \sim 39$ ℃. Rhinoscopy examination in other hospitals showed that the nasal septum was deviated, the right side of the nasal septum has bleeding, left side of the patient's area had bleeding spots, and blood routine examination showed that WBC was 8.67×10^9/ L, RBC was 2.76×10^{12}/L, Hb was 78 g/L, MCV was 88 fl, MCH was 28.3 pg, MCHC was 321 g/L, and PLT was 190×10^9/L. His chest CT showed that his spleen was enlarged, and the density was not uniform. Direct antiglobulin test was positive, ANA 1:100; anti dsDNA was weakly positive; bone marrow biopsy smear showed that the proliferation of granulocytic and erythrocyte lineage was significantly active, with a slightly higher proportion of plasma cells. Some nucleated cells were degenerated and mature red blood cells were dissolved. There was no evidence of abnormal immunophenotype associated with acute leukemia, NHL and high-risk MDS.

On October 28, the blood routine examination showed that WBC was 12.58×10^9/L, RBC was 2.26×10^{12}/L, Hb was 61 g/L, MCV was 89.8 fl, MCH was 27 pg, MCHC was 300 g/L, PLT was 203×10^9/L. Considering autoimmune hemolytic anemia, we mainly give prednisone acetate short-term shock therapy, assisted by nasal packing and (compound paracetamol and amantadine capsules) cooling treatment, but the curative effect was not good. The frequency of epistaxis and high fever gradually increased, mainly in the morning and at night, accompanied by cardiac fatigue and chest tightness after activities.

Blood routine examination on November 6 in our hospital showed that WBC was 11.51×10^9/L, RBC was 2.05×10^{12}/L, Hb was

53 g/L, MCV was 86.3 fl, MCH was 25.9 pg, MCHC was 299 g/L, PLT was 219×10^9/L. Urine routine occult blood+++; our hospital outpatient find he had severe anemia and he was admitted to our department. His examination showed anemia, sublingual vein thickening, arrhythmia, apical area and aortic valve second auscultation area can hear with systolic murmur. Color Doppler echocardiography showed infective endocarditis, severe regurgitation of perforated plate of anterior mitral valve (Figure 26-1, Figure 26-2), formation of mitral valve vegetations (Figure 26-3), multiple vegetations in left atrium (Figure 26-4), mild tricuspid regurgitation, a small amount of pericardial effusion, and left ventricular false chordae tendineae.

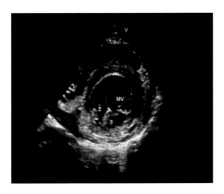

Figure 26-1   Perforation of anterior mitral valve

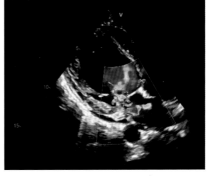

Figure 26-2   Mitral regurgitation bundle

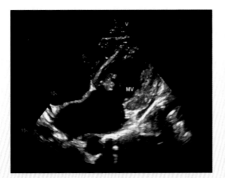

Figure 26-3   Mitral valve vegetations

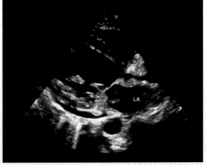

Figure 26-4   Left atrial vegetation

According to the improved Duke diagnostic criteria, infective endocarditis was clear, in this case the simple anti-inflammatory effect was not good, then the patient was surgically operated under hypothermic cardiopulmonary bypass with thoracoscopic mitral valve replacement. Postoperative pathological section of mitral valve membrane showed that the valve tissue had hyaline degeneration, lymphocyte infiltration with necrosis. After operation, anti-inflammatory and warfarin anticoagulation therapy were continued, and his epistaxis and fever were relieved.

On December 6, the blood routine examination showed that WBC was 10.19×10^9/L, RBC was 3.57×10^{12}/L, Hb was 96 g/L, MCV was 82.6 fl, MCH was 26.9 pg, MCHC was 325 g/L, PLT was 262×10^9/L. Urine routine occult blood was negative.

3. Case presentation

Infective endocarditis is a rare and serious disease caused by infective foci in the heart. It refers to the inflammation of the heart valve or ventricular wall caused by direct infection of bacteria, fungi and other microorganisms. In the research of Huang et al[4]. Streptococcus and Staphylococcus are still the main pathogens of infective endocarditis, and 3.92% of them are deficient hypoxic bacteria. The main reason is that dextran expressed in the cell wall can enhance the ability of bacteria to adhere to the surface of the endocardium. Deficient hypoxic bacteria are present in normal flora in human oral cavity, upper respiratory tract, and intestinal tract. When immunity is low, it can cause bacteremia and infective endocarditis. Gungor et al[2]. reported endocarditis of valve prosthesis caused by nasal packing without systemic prophylaxis of antibiotics. Boumis et al[5]. reported that prophylactic use of antibiotics should be considered to avoid the occurrence of infective endocarditis after long-term nasal bleeding, nasal packing, or other nose trauma intervention. In this case, the patient with multiple epistaxis was given nasal packing, no other possible cause of bacteremia was identified, which can speculate that the occurrence of bacteremia is related to this. Wang et al[3]. concluded that the analysis of the medical records of infective endocarditis with heart failure and bacteremia are difficult to control by drugs, and these are the common manifestations of dead and unhealed patients. Early surgical treatment is the key to successful treatment.

In this case, the patient had a long course of disease and repeated epistaxis. It was speculated that it was related to the persistence of heart failure and bacteremia. Normally in a young man with good cardiac function, infective endocarditis before the onset is not easy to diagnose. But recurrent nose bleeds were an indication that endocarditis already was present. With the progress of the disease, there were symptoms of heart failure, such as cardiac fatigue and chest tightness after activity, with increased central venous pressure and improved vascular pressure in the drainage area of superior vena cava. This is the same reason that hypertensive patients seek emergency treatment with epistaxis[6], which also can explain why epistaxis often occurs with patients in the morning and at night. Due to the persistence of bacteremia, it is easy to fix the value of bacterial thrombus at the damaged nasal mucosa, lymphocyte infiltration, tissue necrosis, normal anticoagulant and procoagulant balance are destroyed[7], coagulation factors are consumed, and the activity of anticoagulant system is enhanced. Infective endocarditis is prone to secondary infective aneurysms, the incidence of which is 3% ~ 5%, which is more common in intracranial[8].

It also is more prone to rupture and bleeding than aneurysms caused by other reasons. After disease control, secondary aneurysms tend to self-heal. This patient had recurrent epistaxis, which could not be excluded because of the absence of local angiography. Irregular high fever in the course of disease, high fever causes nasal mucosa dryness, local vasodilation and congestion, and is also related to the occurrence of recurrent epistaxis. In the course of analysis of epistaxis, nasal anatomy, bad living habits, improper use of drugs(antipyretic drugs, hormones), emotional changes will also lead to difficult control of epistaxis.

The clinical symptoms of infective endocarditis are persistent fever and progressive anemia. Vascular embolism is a serious complication of infective endocarditis, with an incidence rate of 13% ~ 49%. Hemorrhagic complications are relatively rare, especially hemorrhagic stroke[9]. From this case history, we can improve the understanding of atypical symptoms of infective endocarditis and reduce its clinical misdiagnosis and mistreatment.

4. References

[1]LIU C H, SANDEEP B, MAO L, et al. Infective endocarditis with recurrent epistaxis in a young patient: A case report[J]. The Heart Surgery Forum, 2021, 24 (2): e319-319.

[2]GUNGOR H, AYIK M F, GUL I, et al. Infective endocarditis and spondylodiscitis due to posterior nasal packing in a patient with a bioprosthetic aortic valve[J]. Cardiovasc J Afr, 2012, 23(2): e5-7.

[3]WANG P, LU J, WANG H, et al. 2014. Clinical analysis of 368 cases of infective endocarditis[J]. Chinese Journal of Cardiology, 2014, 42 (2): 140-144.

[4]HUANG D, LIN C, KUAI W, et al. Distribution and drug re-

sistance of pathogens in blood culture of patients with infective endocarditis% J Chinese Journal of antibiotics[J]. 2020,45(2):170-174.

[5]BOUMIS E,CAPONE A,GALATI V,et al. Probiotics and infective endocarditis in patients with hereditary hemorrhagic telangiectasia:a clinical case and a review of the literature [J]. Bmc Infect Dis,2018,18(1):65.

[6]LEE C J,SECK C J,LIAO P C,et al. Evaluation of the relationship between blood pressure control and epistaxis recurrence after achieving effective hemostasis in the emergency department[J]. Journal Of Acute Medicine,2020,10(1):27-39.

[7]BOEDDHA N P,BYCROFF T,NADEL S,et al. The inflammatory and hemostatic response in sepsis and meningococcemia[J]. Crit Care Clin,2020,36(2):391-399.

[8]CHEN Y,YANGMANG O,BIN W,et al. Six cases of intracranial infective aneurysm secondary to infective endocarditis[J]. J Chinese Medical Journal,2020(14):1112-1114.

[9]SHI X,LIU Y,ZHU G. Research progress on risk factors and risk prediction of embolism in infective endocarditis [J]. Journal Of Cardiopul Monary Vascular Disease,2020,39(1):95-96,101.

缩写词（语）对照表

缩略词	英文全称	中文全称
AAD	acute aortic dissection	急性主动脉夹层
AAS	acute aortic syndrome	急性主动脉综合征
ACS	acute coronarysyndrome	急性冠脉综合征
aHUS	atypical haemolytic uraemic syndrome	非典型溶血性尿毒症综合征
AIS	abbreviated injury scale	简明损伤定级标准
AP	acute pancreatitis	急性胰腺炎
APE	acute pulmonary embolism	急性肺栓塞
ARDS	acute respiratory distress syndrome	急性呼吸窘迫综合征
BiPAP	bilevel positive airway pressure	双相气道正压
CA	cardiac arrest	心搏骤停
CCF	chest-compression fraction	心肺复苏时间比
COPD	chronic obstructive pulmonary disease	慢性阻塞性肺疾病
COVID-19	coronavirus disease 2019	2019 冠状病毒
CPAP	continuous positive airway pressure	持续气道正压

CPR	cardiopulmonary resuscitation	心肺复苏
CRP	c-reative protein	C 反应蛋白
CRRT	continuous renal replacement therapy	连续性肾脏替代治疗
CVP	central venous pressure	中心静脉压
DCO	damage control orthopaedics	损伤控制骨科
DIC	disseminated intravascular coagulation	弥散性血管内凝血
DKA	diabetic ketoacidosis	糖尿病酮症酸中毒
ECMO	extracorporeal membrane oxygenation	体外膜肺氧合
FHCS	Fitz-Hugh-Curtis Syndrome	Fitz-Hugh-Curtis 综合征
GCS	Glasgow coma scale	格拉斯哥昏迷评分
HD	hemodialysis	血液透析
HP	hemoperfusion	血液灌流
HS	heat stroke	热射病
IPA	invasive pulmonary aspergillosis	侵袭性肺曲霉病
LR	local allergic reactions	局部过敏反应
MAA	mesenteric artery aneurysm	肠系膜动脉瘤
MAP	mild acute pancreatitis	轻症急性胰腺炎
MFS	Marfan syndrome	马方综合征
MODS	multiple organ dysfunction syndrome	多脏器功能障碍综合征

NSTE-ACS	non ST segment elevation acute coronary syndrome	非 ST 段抬高急性冠脉综合征
PE	plasmapheresis	血浆置换
PiCCO	pulse indicator continuous cardiac output	脉搏指示连续心输出量
ROSC	return of spontaneous circulation	自主循环恢复
SAP	severe acute pancreatitis	重症急性胰腺炎
SIRS	systemic inflammatory response syndrome	全身炎症反应综合征
SR	systemic allergic reactions	全身过敏反应